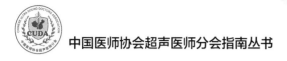
中国医师协会超声医师分会指南丛书

中国产科超声检查指南

中国医师协会超声医师分会　编著

人民卫生出版社

图书在版编目（CIP）数据

中国产科超声检查指南 / 中国医师协会超声医师分会编著 . —北京：人民卫生出版社，2019
（中国医师协会超声医师分会指南丛书）
ISBN 978-7-117-28254-3

Ⅰ. ①中…　Ⅱ. ①中…　Ⅲ. ①产科学 – 超声波诊断 –
指南　Ⅳ. ①R714.04-62

中国版本图书馆 CIP 数据核字（2019）第 045037 号

人卫智网	www.ipmph.com	医学教育、学术、考试、健康，购书智慧智能综合服务平台
人卫官网	www.pmph.com	人卫官方资讯发布平台

中国产科超声检查指南

编　　著：中国医师协会超声医师分会
出版发行：人民卫生出版社（中继线 010-59780011）
地　　址：北京市朝阳区潘家园南里 19 号
邮　　编：100021
E - mail：pmph @ pmph.com
购书热线：010-59787592　010-59787584　010-65264830
印　　刷：北京盛通印刷股份有限公司
经　　销：新华书店
开　　本：889 × 1194　1/32　印张：6
字　　数：155 千字
版　　次：2019 年 4 月第 1 版　2024 年 7 月第 1 版第 7 次印刷
标准书号：ISBN 978-7-117-28254-3
定　　价：45.00 元
打击盗版举报电话：010-59787491　E-mail：WQ @ pmph.com
（凡属印装质量问题请与本社市场营销中心联系退换）

《中国产科超声检查指南》编写委员会

组 长

任芸芸　复旦大学附属妇产科医院

副组长

谢红宁　中山大学附属第一医院

杨　敏　首都医科大学附属北京世纪坛医院

罗　红　四川大学华西第二医院

组 员（按姓氏笔画排序）

马永红　昆明医科大学第一附属医院

王军梅　浙江大学医学院附属妇产科医院

王莎莎　中国人民解放军南部战区总医院

王睿丽　河南省人民医院

邓凤莲　陆军军医大学第一附属医院

卢丽娟　昆明市妇幼保健院

吕国荣　福建医科大学附属第二医院 / 泉州医学高等专

科学校

任芸芸　复旦大学附属妇产科医院

严英榴　复旦大学附属妇产科医院

杨　敏　首都医科大学附属北京世纪坛医院

吴　菊　甘肃省妇幼保健院

宋文龄　吉林大学第二医院

陈　倩　北京大学第一医院

林小影　深圳市宝安区妇幼保健院

罗　红　四川大学华西第二医院

周爱云　南昌大学第一附属医院

周毓青　上海市长宁区妇幼保健院

骆迎春　湖南省妇幼保健院

栗河舟　郑州大学第三附属医院

徐　虹　中国人民解放军总医院第一医学中心

曾　施　中南大学湘雅二医院

谢红宁　中山大学附属第一医院

蔡爱露　中国医科大学附属盛京医院

内容提要

本书由中国医师协会超声医师分会组织多位产科超声知名专家编写。第一章为总论,包括对产前超声检查的"机构设置""人员和设备要求""中、晚孕期超声检查的分类"和"管理"。第二章和第三章为早、中、晚孕期超声检查,结合国际妇产科超声协会出版的指南对不同孕周产科超声检查的重点进行了阐述。第四章为产科多普勒超声,第五章为正常双胎妊娠,第六章为常见胎儿结构畸形超声诊断,第七章为双胎妊娠并发症,第六章和第七章属于异常妊娠,第八章为妊娠附属物异常。附录中包括胎儿常用超声指标的正常值范围。本书重点突出,简明扼要,非常适合产科超声医师、产科临床医师阅读。

前　言

　　中国医师协会超声医师分会自 2007 年成立以来,认真贯彻"监督、管理、自律、维权、服务、协调"的宗旨,积极推进超声规范化工作。自 2011 年以来,分会组织了大批专家先后出版了一系列的超声检查指南。截至目前中国医师协会超声医师分会指南丛书包括《中国浅表器官超声检查指南》《中国妇科超声检查指南》《中国肌骨超声检查指南》《中国超声造影临床应用指南》《中国介入超声临床应用指南》《中国儿科超声检查指南》《中国胎儿心脏超声检查指南》等,这些指南受到了广大超声医生和临床医生的认可,对于超声临床应用的进一步规范化起了积极的推进作用。

　　出生缺陷是指胚胎或胎儿发育过程中发生的结构或功能的异常,是围产儿、婴幼儿发病及死亡的主要原因之一。我国是出生缺陷高发国家之一,每年新增出生缺陷儿数量高达 80 万 ~120 万人,给家庭和社会带来沉重的经济负担和精神压力。超声是产前检查最常用的手段。中国医师协会超声医师分会于 2012 年编写出版了《产前超声检查指南》。几年来,经过政府的支持及广大产科超声医生的共同努力,我国出生缺陷的产前检出率明显提高,但不同地区产前超声诊断水平仍参差不齐,不少医疗机构产科超声检查仍然不够规范,关于产前诊断的医疗纠纷居高不下。随着产科超声医生专业水平的提高以及孕妇人群对产前诊断需求的提升,需要对 2012 版《产前超声检查指南》进行增补修订。中国医师协会超声医师分会于 2018 年 6 月 11 日正式启动了指南的编写工作,编写委员会由 20 多位产科超声界知名专家组成,任芸芸教授担任组长。

　　超声医师分会和编写委员会各位专家高度重视指南的编写,在编写过程中广泛征求意见,参考了国内外大量相关指南、专著及文献,专门召开了编写启动会、审稿会和定稿会,经历了数次互审和修改。

　　《中国产科超声检查指南》从组织编写到定稿出版,历时近一年的时间,以任芸芸教授为组长的编写委员会付出了大量的心血,同时也得到了国内众多专家的指导和建议。相信本指南的出版将为广大超声医师规范产科超声检查、提高诊疗水平做出贡献。在此,我代表中国医师协会超声医师分会向以任芸芸教授为组长的编写委员会表示感谢,同时也向积极支持指南编写的超声界老专家、老前辈及各位同仁表示衷心的感谢。

　　由于时间仓促,书中难免存在问题或某些表述有不同观点,欢迎广大超声医师提出宝贵意见,以便于今后再版或修订。

中国医师协会超声医师分会

何　文

2019 年 2 月

目　录

第一章 总 论

一、机构设置

1. 产科超声筛查机构的设置　产科超声筛查应该在卫生行政部门许可的医疗机构开展。

2. 产科超声诊断机构的设置　产科超声诊断应该在卫生行政部门许可的具有产前诊断技术资格的医疗保健机构开展。

二、人员要求

从事超声产前诊断的人员必须符合《从事产前诊断卫生专业技术人员的基本条件》中的有关要求。

三、设备要求

1. 开展Ⅰ级及Ⅱ级产科超声检查应配备实时二维超声诊断仪或彩色多普勒超声诊断仪。开展Ⅲ级及Ⅳ级筛查应配备高分辨率彩色多普勒超声诊断仪。

2. 为了产科超声质量控制,应具备完整的图像储存系统及图文管理系统。

四、中、晚孕期超声检查的分类

中、晚孕期超声检查是发现胎儿生长发育异常、结构异常、胎盘及羊水异常的重要阶段,可分为五类:

1

1. Ⅰ级超声检查 检查内容包括胎儿生长径线的测量、胎盘、羊水的观察。

2. Ⅱ级超声检查 原国家卫生部于 2002 年颁布《产前诊断技术管理办法》(卫生部令第 33 号)和文件《超声产前诊断技术规范》(卫基妇发〔2002〕307 号),要求妊娠 16~24 周超声应诊断的严重畸形包括:无脑儿、脑膨出、开放性脊柱裂、胸腹壁缺损内脏外翻、单腔心、致死性骨骼发育不全等。Ⅱ级超声检查除了Ⅰ级超声检查的内容外,需要检出上述 6 种畸形。

3. Ⅲ级超声检查(系统筛查) 在Ⅱ级超声的基础上,按胎儿各个系统检查相应的结构。

4. Ⅳ级超声检查(超声诊断) 针对孕妇或胎儿存在的高危因素,或Ⅰ级、Ⅱ级、Ⅲ级超声发现或怀疑的异常,进行有目的的详细的超声检查。

5. 单项超声检查 针对某个需要了解的项目或某个结构进行的检查,如胎儿方位、胎心搏动是否存在、胎盘位置、羊水量等。

五、管理

1. 严格执行《中华人民共和国人口与计划生育法》第三十五条和《禁止非医学需要的胎儿性别鉴定和选择性别人工终止妊娠的规定》,严禁非医学需要的胎儿性别鉴定。

2. 未取得产前诊断服务技术资格的医疗保健机构产科超声检查发现异常,转诊至有产前诊断服务技术资格的医疗保健机构。

3. 产前发现胎儿畸形,若患者选择引产,遵循当地卫生管理部门的相关制度及规定进行。

4. 影响胎儿畸形检出率的因素很多,Ⅲ级及Ⅳ级产科超声检查前,充分告知孕妇及家属产前超声检查内容及超声检查的优点及局限性,并签署超声检查知情同意书。

5. 安全性原则 虽然超声对胎儿是安全的,但在获取必需的诊断信息的前提下,应尽可能使用低的输出功率以及尽量减少胎儿暴露时间,尤其应注意早孕期检查,采用最低声能输出,使胚胎暴露于超声检查时间最小化,即遵循可合理达到的最低量(as low as reasonably achievable,ALARA)原则。由于多普勒超声检查涉及更大的能量输出,可能存在更多的潜在生物效应,早孕期间检查尽量采用B模式和M模式获取诊断信息,有必要使用多普勒超声检查时,也应尽可能缩短检查时间。

6. 质量控制 为了减少产前超声诊断的漏诊及误诊,严格的质量控制是提高产前超声检查质量的关键。

(1) 根据不同孕周或超声级别的检查项目,完成观察的内容,采集保存相关标准切面图像,并规范书写超声报告。

(2) 如需要观察的部位因胎儿体位影响显示不满意,孕妇活动或改变体位后仍不能获得满意图像时,报告中应注明。

(3) 多学科会诊制度:超声检查怀疑胎儿异常,应由上级医生进行会诊。建议孕妇及家属参加由超声医生、产科医生、儿科医生、遗传科医生、放射科医生等参加的多学科会诊,给予相关的意见、建议及预后评估。

(4) 追踪随访

1) 及时了解在本机构分娩的新生儿,产前产后诊断是否一致,是否存在产前漏诊的出生缺陷患儿。

2) 设立质量控制小组,定期抽查超声筛查图像留存质量与超声筛查报告的规范性,并提出整改建议。定期组织病例讨论会。

在产科超声检查工作流程多个环节中,建立科学规范、切实有效的质量控制工作标准,才有可能提高胎儿出生缺陷的检出率和产前超声诊断符合率,减低误诊、漏诊率,减少医患纠纷。

第二章 早孕期超声检查（妊娠13⁺⁶周以内）

早孕期超声是指从证实宫内妊娠到妊娠 13^{+6} 周期间超声观察妊娠的情况，妊娠 10 周前称为"胚胎"，妊娠 10 周起称为"胎儿"，妊娠 10 周后，胎儿各个器官系统逐渐发育成熟。

第一节 普通早孕期超声检查

【概述】

早孕期超声检查的目的在于明确宫内妊娠，确定胚胎数目及孕龄；如果是多胎，判断绒毛膜性及羊膜性。需要观察子宫腔内妊娠囊位置、形状、大小及其内胚胎存活和发育情况、卵黄囊是否存在。可采用经腹壁或经阴道超声检查。经腹壁超声检查需适度充盈膀胱，经阴道超声检查则需排空膀胱，因高频的腔内探头具有较高分辨力，直接贴近宫颈观察宫腔内妊娠囊及胚胎情况，可比经腹壁超声检查提早 1~2 周观察到胎芽及胎儿结构，因此，早孕早期建议采用经阴道超声检查，以便早期了解胚胎发育情况，发现异常妊娠。

【检查孕周】

从确定妊娠到妊娠 13^{+6} 周。

【检查切面】

早孕期经腹部超声或经阴道超声检查，对子宫进行连续纵切面和横切面的扫查，观察宫腔内妊娠囊位置、大小、卵黄囊、胎芽及心管搏动。在胎芽或胎儿矢状切面测量胎芽长度或胎儿头臀长度(crown-rump length, CRL)。

【声像图表现】

1. 妊娠囊 子宫逐渐增大,子宫内膜增厚。妊娠 4 周左右经阴道超声检查子宫内膜内可见妊娠囊(gestational sac, GS)位于宫腔中上部,表现为周边呈环状强回声环的圆形无回声(图 2-1-1)。随着妊娠进展,妊娠囊逐渐增大,见特征性的双环征。当妊娠囊内未见胚芽及卵黄囊时,需与假妊娠囊鉴别。假妊娠囊形态不规则,缺乏双环征。

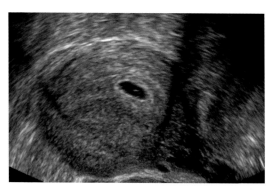

图 2-1-1 妊娠 35 天

宫腔内见妊娠囊,妊娠囊内见卵黄囊

2. 卵黄囊 在妊娠囊内可见直径 3~4mm 的圆形无回声,直径不超过 5~6mm,通常在妊娠 12 周后卵黄囊逐渐消失。

3. 胚芽 经阴道超声检查,胚芽长度 2mm 以上时即能观察到胚芽及心管搏动,但也有 5%~10% 胚芽长度在 2~4mm 时心管搏动不明显(图 2-1-2)。胚芽长度≥7mm 时仍未见心管搏动,提示胚胎停止发育。在胚芽长约 12mm 时可以辨别胚胎头部及尾部(图 2-1-3)。

4. 羊膜囊 妊娠早期,羊膜囊菲薄,使用高频腔内探头经阴道超声检查,在绒毛膜囊内见囊性结构为羊膜囊,胚胎位于羊膜囊内,卵黄囊位于羊膜囊外的胚外体腔内。妊娠 14 周左右羊膜囊与绒毛膜融合,胚外体腔消失。

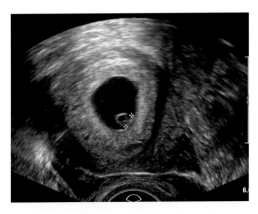

图 2-1-2　妊娠 6 周

宫腔内见妊娠囊,妊娠囊内见胚芽及卵黄囊

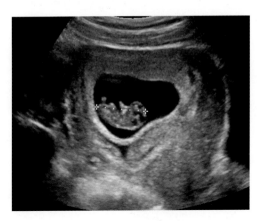

图 2-1-3　妊娠 9$^+$ 周胚胎

【注意事项】

目前没有证据证实早孕期经阴道超声检查增加流产的风险。

第二节　妊娠 11~13^{+6} 周超声检查

【概述】

从妊娠 10 周开始,进入胎儿期发育阶段,胎儿各器官系统的发育逐渐趋于完善。妊娠 11~13^{+6} 周超声筛查的目的在于确定孕龄、双胎绒毛膜性及羊膜性的判断、测量胎儿颈项透明层(nuchal translucency,NT)厚度评估胎儿染色体异常的风险、了解胎儿有无极其严重的结构畸形。如果能早期发现胎儿严重结构畸形,早期终止妊娠,能尽可能减少对孕妇及家庭造成的伤害。

【检查孕周】

妊娠 11~13^{+6} 周。

【检查切面】

经腹部或经阴道超声,胎儿正中矢状切面;从头部开始到骶尾部多个横切面;四肢纵切面。

【正常声像图表现】

1. 孕龄的评价　取胎儿正中矢状切面,放大图像,胎儿占屏幕的大部分,胎儿呈水平自然仰卧位,超声声束与胎儿长轴尽量垂直。显示胎儿头部与躯干部的侧面轮廓及内部结构,在此切面测量 CRL(图 2-2-1)。

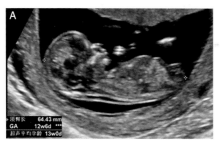
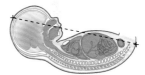

图 2-2-1　测量头臀长的标准切面

A.妊娠 12^{+}周,胎儿正中矢状切面;B.头臀长测量示意图

(1) 胎儿头面部:显示强回声的颅骨、鼻骨、下颌等;

(2) 胎儿胸部:实时显示心脏搏动以及心脏在胸腔内的位置;

(3) 胎儿腹部:显示脐带插入口及膀胱的无回声。

早孕期,很多超声征象与孕龄相关,其中在妊娠 8~13^{+6} 周期间根据 CRL 估计孕龄比较准确。CRL>84mm 时,采用头围估计孕龄。早孕期不要求必须测量腹围及股骨长度。

2. NT 测量　取胎儿正中矢状切面,放大图像,显示胎儿头部与胸腔上部,使胎儿面积占屏幕的 2/3 左右,达到测量精确度为 0.1mm。正中矢状切面的标志:强回声的鼻尖、矩形的上颚、粗大点状的下颌骨中央、颅脑中间无回声的间脑、颈背部后方的透明层。测量键放置在透明层双侧强回声线的内侧边缘上,测量颈部透明层筋膜至皮肤之间的最大距离,测量多次,取最大值(图 2-2-2)。

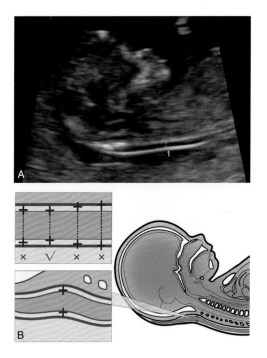

图 2-2-2　测量 NT 的标准切面

A. NT 的测量;B. NT 测量示意图

3. 早孕期胎儿严重结构畸形的筛查

(1) 头部:妊娠 11 周可以显示骨化的椭圆形头颅环状强回声,头颅无缺损,大脑镰居中,左右大脑半球对称,侧脑室占大脑半球的大部分,侧脑室腔内 2/3 充满高回声的脉络丛(图 2-2-3)。

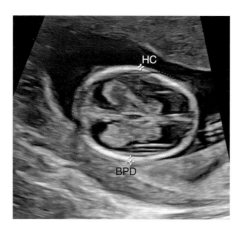

图 2-2-3 胎头横切面

头颅环状强回声,大脑镰居中,侧脑室内高回声脉络丛。在此切面测量双顶径及头围。HC:头围;BPD:双顶径

(2) 颈部:了解有无颈部水囊瘤。

(3) 胸腔:肺呈等回声,无明显胸腔积液及占位,心脏位于左侧胸腔,心脏搏动存在(图 2-2-4)。

(4) 腹腔及腹壁:妊娠 12 周,生理性中肠疝消失,脐带插入正常,胃泡位于左上腹腔(图 2-2-5)。

(5) 四肢:每个肢体存在三节段(图 2-2-6)。

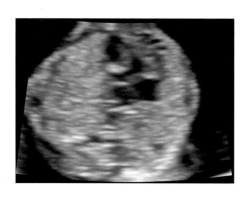

图 2-2-4 四腔心水平胸腔横切面

心尖指向左,两侧肺呈等回声

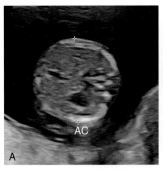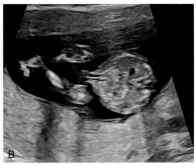

图 2-2-5　胎儿腹部

A.腹围水平横切面,显示胃泡及脐静脉。AC:腹围;B.腹壁脐带插入处

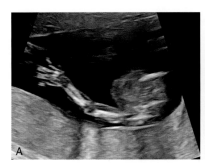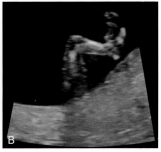

图 2-2-6　胎儿肢体

A. 正常上肢;B. 正常下肢

4. 如果孕妇有剖宫产史,注意观察胎盘位置与剖宫产瘢痕之间的关系。

【注意事项】

1. 由于早孕期胎儿结构很小,早孕期严重胎儿结构畸形的筛查对于超声医生的技术、检查所用的时间、超声诊断仪的质量等均有较高要求,有能力的医疗机构可以开展早孕期胎儿严重结构畸形的筛查。

2. 早孕期仅能筛查几种严重的结构畸形,很多明显的胎儿结构畸形到中、晚孕期才出现,不能在早孕期超声检查时发现。系统性的胎儿结构畸形的筛查在中孕期进行,早孕期筛查不能取代中孕期筛查。

3. NT 的测量必须有严格的质量控制,否则误差会比较大。

4. 早孕期不诊断胎盘前置或低置。

第三章 中、晚孕期超声检查

第一节 Ⅰ级超声检查

【检查孕周】

Ⅰ级超声检查适用于整个中孕期及晚孕期,是基本的产科超声检查。

【检查内容】

1. 一般情况 胎儿数目,胎儿方位,胎心搏动及胎动是否存在。

2. 胎儿生物学测量 双顶径、头围、腹围、股骨长度。

(1)双顶径及头围的测量:丘脑水平横切面,声束角度尽可能与大脑镰垂直,左右大脑半球对称。大脑镰上前 1/3 处显示透明隔腔,紧贴大脑镰中部两侧显示丘脑。测量近端颅骨骨板外缘至远端颅骨内缘,或者近端外缘至远端外缘(根据参考的正常值范围测量标准)间的最大距离为双顶径(biparietal diameter,BPD)。用电子测量键椭圆测量功能沿颅骨骨板外缘直接测出头围(head circumference,HC)大小。头围的大小也可以根据双顶径及枕额径(occipitofrontal diameter,OFD)进行计算:HC=1.62×(BPD+OFD)。由于胎头形态不同,用头围评估胎头大小比双顶径准确(图 3-1-1)。

(2)腹围的测量:腹围(abdominal circumference,AC)切面,胃泡水平横切腹部,左侧腹腔内显示胃泡,脐静脉在门静脉窦水平转向右侧肝叶。用电子测量键椭圆测量功能测量键沿皮

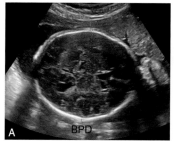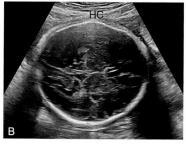

图 3-1-1 丘脑水平横切面

A. 双顶径切面。BPD：双顶径；B. 头围切面。HC：头围

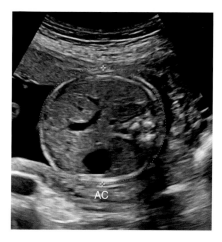

图 3-1-2 腹围横切面

AC：腹围

肤外缘直接测量（图 3-1-2）。

（3）股骨的测量：股骨长度（femur length，FL）测量切面，显示整条长骨长轴切面，声束与骨长轴之间的角度为 45°~90°。测量长骨两端斜面中点的连线，不包括骨骺和股骨头（图 3-1-3）。

（4）妊娠附属物

1）胎盘：观察胎盘位置、测量厚度、评估胎盘成熟度。

2）羊水量：最大羊水池深度（deepest vertical pocket，DVP），DVP 正常值在 2~8cm 之间；羊水指数（amniotic fluid index，AFI），

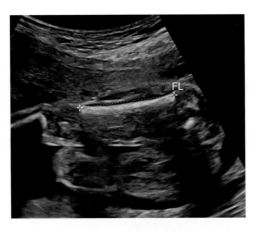

图 3-1-3　股骨长轴切面

FL:股骨长度

是以孕妇脐孔为中心将腹部分成 4 个象限,各象限最大羊水池深度之和,AFI 正常值在 5~25cm 之间。

【注意事项】

1. Ⅰ级超声检查,主要进行胎儿生长径线的测量,不进行胎儿结构畸形的筛查。

2. 若检查过程中发现胎儿异常,超声报告需做出具体描述,转有系统筛查资质的医院会诊。

第二节　Ⅱ级超声检查

【检查孕周】

在妊娠 20~24 周期间进行,该时期胎儿大小合适,羊水量适中,适宜确定孕周和发现胎儿严重的结构畸形。

【检查内容】

Ⅱ级超声检查内容包括:Ⅰ级超声检查的内容及原国家卫生部要求产前查出的胎儿六大畸形。

1. 胎儿生物学测量　用于评估胎儿生长发育状态的超声测量参数有双顶径(BPD)、头围(HC)、腹围(AC)、股骨长度

（FL）。各径线的测量方法见本章第一节。

2. 胎儿基本解剖结构检查

（1）头部：侧脑室切面，胎头呈椭圆形，颅骨强回声环完整，前方显示透明隔腔，后方显示侧脑室后角（图 3-2-1）。

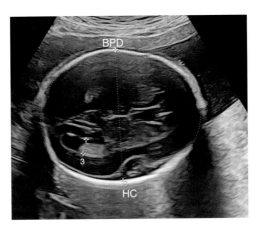

图 3-2-1　侧脑室切面
BPD：双顶径；HC：头围

（2）脊柱：脊柱矢状切面，脊柱连续，正常生理弯曲存在，骨化程度正常（图 3-2-2）。

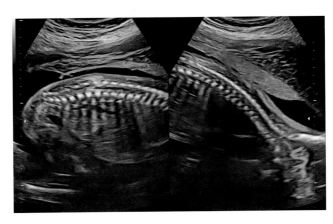

图 3-2-2　脊柱矢状切面

(3) 心脏:四腔心切面,心脏位于左侧胸腔内,心尖指向左前方,左右心室基本等大,左右心房基本等大,心内膜垫十字交叉存在(图 3-2-3)。

(4) 腹部:腹壁完整,脐带插入部位无腹腔脏器膨出(图 3-2-4)。

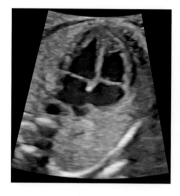 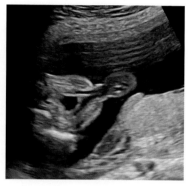

图 3-2-3   心脏四腔心切面   图 3-2-4   腹壁脐带插入

(5) 四肢:观察股骨、肱骨形态、长度。

3. 妊娠附属物

(1) 胎盘:观察胎盘位置、胎盘下缘与宫颈内口关系;评估成熟度、测量厚度。

(2) 羊水:测量最大羊水池深度或者羊水指数。

【注意事项】

1. 孕周过小或过大,可能影响胎儿结构的显示,导致漏诊六大畸形。

2. 若因胎儿体位不理想、胎动过于频繁、羊水过多或过少、母体因素等影响,超声检查不能显示胎儿的一些解剖结构或一些异常发育状态,建议在超声报告中加以说明。

3. 根据各医疗机构的具体情况保存图像。

第三节 Ⅲ级超声检查（系统筛查）

【检查孕周】

妊娠 20~24 周，该阶段胎儿多个器官已发育成熟，羊水量适中，胎儿相对容易变换体位，有利于超声筛查胎儿结构。

【检查内容】

系统筛查的内容包括：胎儿数目、胎心搏动、胎儿大小、胎儿结构畸形的筛查、胎盘位置和羊水情况。

1. 胎儿生物学径线的测量见本章第一节。

2. 胎儿解剖结构的检查

（1）头部

1）检查内容：头颅，包括头颅大小、形状、颅骨完整性和骨化程度。

2）颅内结构：侧脑室（包括脉络丛）、大脑镰、透明隔腔、丘脑、小脑、小脑延髓池。

3）检查切面：通过两个横切面观察脑部结构，经侧脑室切面、经小脑切面。经丘脑切面主要用于双顶径及头围的测量（图 3-3-1）。

4）正常声像图表现

① 经侧脑室切面：头颅呈椭圆形环状强回声，完整无膨出无缺损，仅在颅骨缝的位置有中断。两侧侧脑室前角之间有透明隔腔

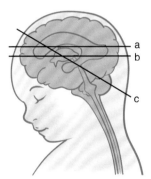

图 3-3-1 头部横切面

a 线：经侧脑室切面；b 线：经丘脑切面；c 线：经小脑切面

（cavum septi pellucidi，CSP）相隔，透明隔腔位于脑中线前 1/3 处，是在两层细薄膜间充有液体的腔隙，呈长方形无回声区，大脑皮层呈低回声。经腹部超声检查，在妊娠 18~37 周期间，或者胎儿双顶径 44~88mm 之间，透明隔腔显示比较明显。侧脑室后角呈无回声，高回声脉络丛充满侧脑室体部，脉络丛与

侧脑室内侧壁间有时出现少量液体属于正常现象。在侧脑室最宽处，垂直于侧脑室的内侧壁测量侧脑室宽度，正常侧脑室宽度<10mm（图3-2-1）。

② 经丘脑切面：两侧大脑半球对称，大脑镰居中，前方显示侧脑室前角、透明隔腔、中间为左右对称卵圆形的丘脑，有时在两侧丘脑之间可以观察到裂隙样第三脑室，宽1~2mm，丘脑后方为大脑脚，这个切面在晚孕期比较容易获得，主要用于双顶径和头围的测量（图3-3-2）。

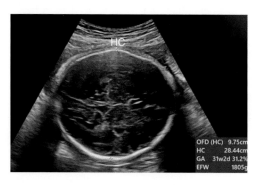

图 3-3-2　经丘脑切面

HC：头围

③ 经小脑切面：从丘脑切面向下，探头向后倾斜，获得小脑切面。显示侧脑室前角、透明隔腔、丘脑、大脑脚、小脑、小脑延髓池。圆形的左右小脑半球之间通过稍高回声的小脑蚓部相连，形成蝴蝶形的小脑，此切面可测量小脑横径。小脑后方与枕骨之间为小脑延髓池，正常值2~10mm（图3-3-3）。

5）注意事项

① 丘脑切面主要用于双顶径、头围测量，侧脑室切面既可观察颅内结构也可进行生物学测量。

② 由于头颅骨骼声影的影响，近场脑结构显示不如远场清晰，可变换角度观察近场颅内结构。

③ 16周之前及37周后未能显示透明隔腔属于正常现象。

④ 妊娠较早期，小脑蚓部未完全形成，妊娠20周前不诊

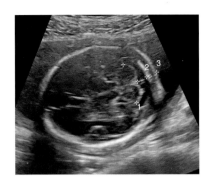

图 3-3-3 经小脑切面

断小脑蚓部缺失。

⑤ 小脑延髓池位于蚓部后方,充满液体,内有一些细薄隔膜,为正常结构,注意不要误认为血管或囊性病变。

⑥ 侧脑室宽度、小脑横径、小脑延髓池深度不属于系统筛查必须测量的指标,可根据各医疗机构具体情况而定。

(2) 面部

1) 筛查内容:上唇。如果可能,进一步观察,双侧眼眶、鼻和鼻孔。

2) 检查切面:双眼眶水平横切面(图 3-3-4)、鼻唇冠状切面(图 3-3-5),如果可能,进一步取面部正中矢状切面(图 3-3-6)。

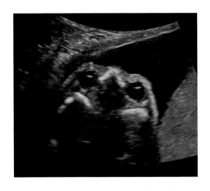

图 3-3-4 双眼眶水平横切面

双侧眼眶等大,内侧眶间距约等于眼眶横径

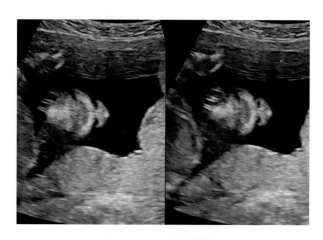

图 3-3-5　上唇冠状切面

显示上唇连续及两侧鼻孔

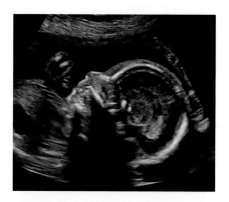

图 3-3-6　面部正中矢状切面

显示前额、鼻骨、鼻、唇、下颌

3）正常声像图表现

① 双眼眶水平横切面：双眼眶等大，两眼眶间距约等于一个眼眶的横径。眼眶内部前方见无回声的晶状体回声（图 3-3-4）。

② 鼻唇冠状切面：显示鼻尖及两侧鼻孔及上唇（图 3-3-5）。

③ 面部正中矢状切面：显示胎儿面部侧面轮廓，从上而下分别为，前额、鼻梁及鼻骨、上唇、下唇、下颌（图 3-3-6）。

4）注意事项

① 双侧眼眶横切面、面部正中矢状切面不属于系统筛查必须要筛查的内容。

② 由于面部结构的特殊性及胎儿体位的影响,难以观察面容、面部微小结构、面部对称性等。

③ 胎儿双耳和上腭不是产前超声常规观察的内容。

（3）胸部

1）检查内容:胸廓形态、双肺。

2）检查切面:胸腔横切面、胸腔矢状切面。

3）正常声像图表现

① 经四腔心横切面:胸廓形态呈圆形或椭圆形,肋骨正常弧形弯曲,双肺位于心脏两侧,呈回声均匀的中等回声,无纵隔偏移或占位(图 3-2-3)。

② 胸腔矢状切面:呈上窄下宽的桶形,膈肌呈低回声带,分隔胸腹腔(图 3-3-7)。

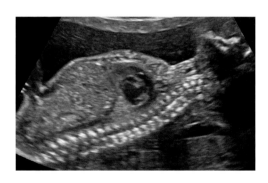

图 3-3-7　胸腔矢状切面

4）注意事项

① 胎儿俯卧位以及肋骨声影的遮挡,影响对胸腔内结构的观察。

② 肋骨数目及长度不属于常规检查范围。

③ 难以判断膈肌的完整性。

（4）心脏

1）检查切面：腹部横切面、四腔心切面、左室流出道切面、右室流出道切面、三血管气管切面（图3-3-8）。

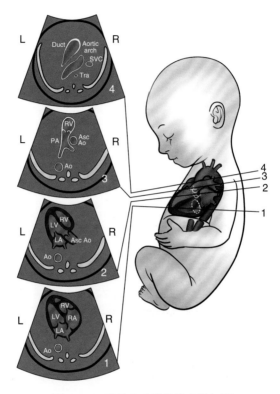

图 3-3-8　胎儿心脏结构筛查横切面

1.四腔心切面；2.左室流出道切面；3.右室流出道切面；4.三血管气管切面。R:右；L:左；Duct:导管；Aortic arch:主动脉弓；SVC:上腔静脉；Tra:气管；PA:肺动脉；Asc Ao:升主动脉；Ao:主动脉；RV:右心室；LV:左心室；RA:右心房；LA:左心房

2）正常声像图表现

① 腹部横切面：腹围平面显示降主动脉横切面位于脊柱左前方，紧靠脊柱；下腔静脉横切面位于脊柱右前方，稍远离脊柱（图3-3-9）。

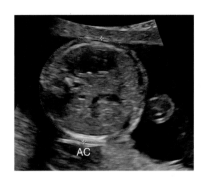

图 3-3-9　腹围大血管切面

AC：腹围

② 四腔心切面：四腔心切面至少显示一侧完整的肋骨，心脏的大部分位于左侧胸腔内，心尖指向左前方，心轴角度 $45° \pm 20°$，心脏面积为胸腔面积的 20%~35%；左右心房大致相等，房间隔上见卵圆孔，卵圆孔瓣膜从右向左开，至少左右各见一条肺静脉进入左心房；二尖瓣附着靠近心底，三尖瓣附着靠近心尖。左右心室大小相近，左心室内壁较光滑，右心室内壁较粗糙，近心尖处见调节束。彩色多普勒二尖瓣、三尖瓣口血流方向自心房流向心室，两者平行，宽度及亮度基本相近，瓣膜口未见明显反流（图 3-3-10）。

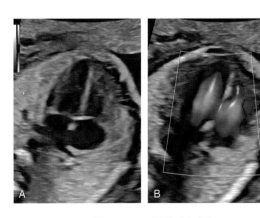

图 3-3-10　四腔心切面

A. 四腔心切面；B. 彩色超声显示血流由心房流向心室瓣膜口未见明显反流

③ 左室流出道切面：升主动脉发自左心室，前壁与室间隔相连，后壁与二尖瓣前叶相连。主动脉瓣呈纤细强回声，完全开放时贴于血管内侧壁。彩色多普勒见血流从左心室流向升主动脉（图3-3-11）。

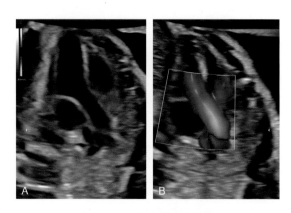

图3-3-11   左室流出道切面

A. 主动脉发自左心室；B. 彩色超声显示血流由左心室流向主动脉

④ 右室流出道切面：肺动脉发自右心室的内上方，发出后跨过升主动脉前方，立即向胎儿左肩行走，与升主动脉形成交叉。肺动脉瓣呈纤细强回声，完全开放时，贴于肺动脉两侧壁。彩色多普勒血流显像可见血液从右心室流向肺动脉（图3-3-12）。

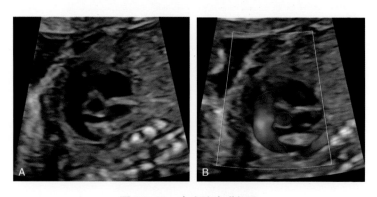

图3-3-12   右室流出道切面

A. 肺动脉发自右心室；B. 彩色超声显示血流由右心室流向肺动脉

⑤ 三血管气管切面：从左前到右后依次为动脉导管弓、主动脉弓、上腔静脉及气管。主动脉弓和动脉导管弓在降主动脉汇合呈"V"字形结构。主动脉弓自右向左跨过气管的前方。彩色多普勒血流显像可见主动脉弓及动脉导管的血流均流向降主动脉（图 3-3-13）。

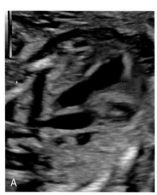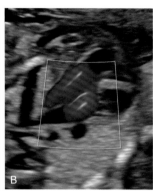

图 3-3-13 三血管气管切面

A. 从左前到右后分别为：导管弓、主动脉弓、上腔静脉及气管；
B. 彩色超声显示主动脉弓及导管弓的血流均流向降主动脉

3）注意事项

① 检查时仅使用一个超声聚焦点和相对狭窄的扫查角度有助于最大限度地提高帧频。图像应放大到心脏占据显示屏幕面积的 1/3~1/2。

② 二维超声心动图各切面不是孤立的，在检查时应动态连续观察，并遵循一定的顺序进行筛查。

③ 胎儿心脏的超声检查受体位的影响，当因胎儿体位关系，心脏结构无法显示时，应在超声报告中注明。

④ 胎儿期心包积液 <2mm 属于正常。

⑤ 胎儿房间隔缺损、室间隔缺损在宫内难以诊断。

⑥ 肺静脉异位引流产前难以诊断。

⑦ 有些心脏畸形是随孕周进展呈进行性改变，在中孕期筛查超声征象不典型时，难以发现。

（5）腹部

1）检查内容：腹壁、胃泡、肠管、双肾和膀胱。

2）检查切面：上腹部横切面、脐带腹壁入口腹部横切面、双肾横切面、脐动脉水平膀胱横切面。

3）正常声像图表现

① 上腹部横切面：胃泡位于左上腹，呈无回声椭圆形；肝脏位于胎儿上腹部偏右侧，实质回声细小均匀（图3-3-9）。

② 脐带腹壁入口腹部横切面：腹壁完整，脐带入口位于前腹壁中央，脐血管经此进出腹腔。注意有无肠管或其他腹腔内容物突入脐带根部。注意腹腔内有无占位以及有无明显肠管扩张，正常肠管内径 <7mm（图3-2-4）。

③ 双肾横切面：双肾位于腰椎两旁，呈椭圆形。在肾脏横切面上测量肾盂前后径。正常情况下，双侧肾盂可有轻度分离，在妊娠 20~24 周，肾盂前后径 <5mm。正常肾盂不需要测量（图3-3-14）。

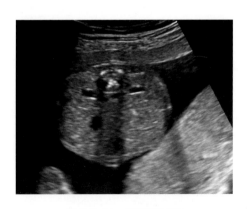

图 3-3-14　双肾横切面

④ 脐动脉水平膀胱横切面：膀胱呈无回声区。如果观察不到膀胱，建议半小时后复查，除外生理性排空。彩色多普勒显示膀胱两侧的脐动脉（图3-3-15）。

4）注意事项

① 如果胎儿俯卧位或腹壁前方有肢体、脐带遮挡，会影

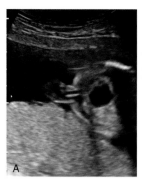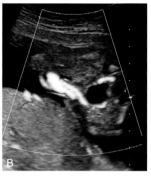

图 3-3-15　脐动脉水平膀胱横切面

A. 腹壁脐带插入口；B. 彩色超声显示膀胱两侧的脐动脉

响对腹壁结构的观察。

② 观察胆囊不属于筛查的范围。

③ 超声难以判断各段肠管，筛查肠管异常是间接征象，消化道异常发生的部位越低，超声征象出现得越晚，也可能产前无异常发现。

④ 正常肾脏发育至妊娠 34 周，泌尿道扩张可能发生在中、晚孕期，中孕期超声难以检出所有的泌尿系统发育异常。

（6）脊柱

1）检查切面：正中旁矢状切面，必要时增加冠状切面及横切面。

2）正常声像图表现

① 正中旁矢状切面：脊柱连续，正常生理弯曲存在，骨化正常。椎体及一侧的椎弓平行，于骶部聚合。覆盖在脊柱表面的皮肤完整，无囊性结构膨出（图 3-2-2）。

② 冠状切面：偏腹侧的一排椎体位于中线部位，偏背侧的两排椎弓平行，至骶尾部逐渐靠近。两髂骨水平的椎体及椎弓已经骨化（图 3-3-16）。

③ 横切面：从上至下各个椎体呈闭合的三角形（图 3-3-17）。

3）注意事项

① 脊柱的观察极易受胎儿体位的影响，因体位关系脊柱

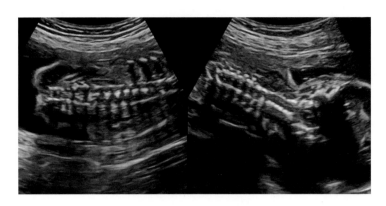

图 3-3-16 脊柱冠状切面

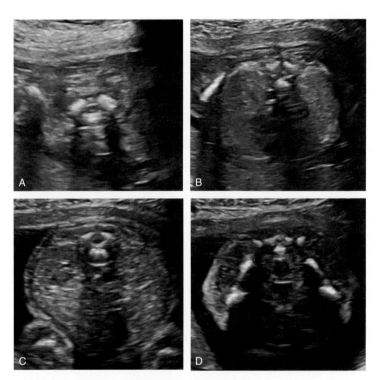

图 3-3-17 脊柱横切面

A. 颈椎横切面;B. 胸椎横切面;C. 腰椎横切面;D. 骶椎横切面

结构无法显示,请在超声报告中注明。

② 脊柱冠状切面及横切面不是筛查要求切面,可以根据各医疗机构的具体情况决定。

③ 各节椎体形态观察困难。

④ 超声不能筛查所有的脊柱裂,尤其是闭合性脊柱裂。

⑤ 计数肋骨不是超声筛查常规。

(7) 四肢

1) 筛查内容:双侧肱骨、桡骨、尺骨、股骨、胫骨和腓骨。

2) 检查切面:上述长骨的长轴切面。

3) 正常声像图表现

① 上肢的检测:显示双侧肱骨长轴,桡骨、尺骨长轴切面(图 3-3-18)。

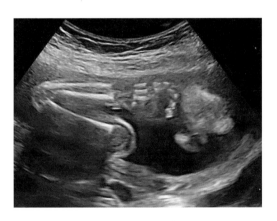

图 3-3-18 上肢

② 下肢检测:显示股骨长轴、胫骨、腓骨长轴切面(图 3-3-19)。

4) 注意事项

① 双手双足不属于系统筛查范围。

② 关节活动不属于系统筛查范围。

(8) 胎盘:观察胎盘的位置、厚度、内部回声、下缘与宫颈内口关系。测量胎盘厚度时声束应垂直于子宫壁和胎盘。注意事项如下:

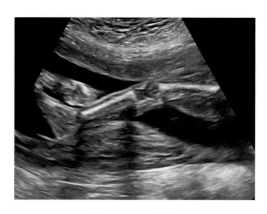

图 3-3-19　下肢

① 判断胎盘脐带插入位置不属于系统产科畸形筛查范围。

② 多数情况下,在中孕期经腹部超声能够观察胎盘下缘与宫颈内口的关系,必要时可经阴道超声检查。

③ 对于有子宫手术史或前壁低置胎盘、既往前置胎盘史的孕妇,注意观察有无植入性胎盘的可能。

④ 中孕期超声检查发现胎盘下缘覆盖宫颈内口,建议晚孕期随访胎盘下缘与宫颈内口的关系。

3. 系统超声筛查的局限性

(1) 此项超声检查是中孕期对胎儿解剖结构的系统检查,虽然超声能够发现很多胎儿结构畸形,但并不是所有结构畸形都在中孕期存在声像图可见的改变,因此不能期望筛出所有畸形。又由于各种因素影响,超声对部分畸形的检出率还很低,有些畸形很难一次产前检查就能发现,后续复诊是必要的。

(2) 即使是很有经验的专家医生,也可能会漏诊一些胎儿畸形。检查孕周、胎儿体位、孕妇腹壁厚度、畸形种类、羊水量、检查所花的时间、超声医生水平、超声诊断仪的质量等均会影响胎儿畸形的产前检出率。

第四节　Ⅳ级超声检查(超声诊断)

　　针对胎儿或孕妇存在的高危因素,进行有目的的详细的超声检查及诊断。胎儿高危因素包括Ⅰ级、Ⅱ级或Ⅲ级超声发现或怀疑存在异常;孕妇高危因素包括血清学筛查异常、既往不良分娩史、孕期服药史、感染史、出生缺陷家族史、合并内、外科疾病等。

第五节　单项超声检查

　　针对某个特定的项目或某个结构进行的检查,不需要进行完整的某一类超声检查,如仅仅观察胎儿方位、胎心搏动、胎盘位置、羊水量等,多适用于急诊或床旁超声。在实际临床操作过程中,常常需要对某一项目进行动态观察或随访,而没必要每次都测量胎儿径线等,减少不必要的胎儿超声暴露,同时也尽可能地避免超声检查过于频繁所致的测量误差。

第四章　产科多普勒超声

　　孕妇-胎盘-胎儿是一个相互影响的整体,不同部位血管的血流多普勒频谱,反映该部位或器官的血液循环状态。脐动脉多普勒指标反映胎儿侧胎盘循环功能;大脑中动脉多普勒指标反映胎儿局部脑血流循环状态;中心静脉系统的多普勒指标(下腔静脉、静脉导管、肝静脉等)可反映胎儿心脏功能及中心静脉压顺应性的改变。子宫动脉多普勒指标反映母体侧妊娠子宫的胎盘功能的状态。研究表明,当胎儿宫内缺氧时,首先出现动脉频谱的改变,随着缺氧的加重,静脉频谱发生改变。越多的动脉和静脉频谱异常,胎儿预后和新生儿结局越差。评价宫内胎儿安危时,必须结合多个指标综合做出判断。

【常用参数】

　　多普勒参数选择:收缩期峰值流速(peak systolic velocity,S),舒张期末期流速(end-diastolic velocity,D),时间平均最大流速(time-averaged maximum velocity,Vm)。常用的指标有搏动指数(pulsatility index,PI)=(S–D)/Vm 及阻力指数(resistance index,RI)=(S–D)/S、收缩期与舒张期血流速度比值(systolic-diastolic ratio,S/D)。这三个参数都随着血管阻力的增高而增加。PI 与血管阻力呈线性相关,可以反映整个心动周期血管阻力情况,而 S/D 以及 RI 与血管阻力呈抛物线性相关,仅反映收缩峰值及舒张末期血流,产科多普勒超声检查推荐使用PI。静脉搏动指数(pulsatility index for vein,PIV)用来描述静脉波形。

【测量方法】

1. 在孕妇及胎儿静息状态下测量多普勒,无胎动及呼吸样运动,必要时建议孕妇短暂屏住呼吸。

2. 取样点 取样容积放置于测量血管内彩色血流最明亮处的管腔中央。

3. 测量 建议选取4~6个波形稳定一致的频谱,频谱边缘清晰,无背景声噪。自动测量或手动测量应包绕所有频谱图信息以获得血流参数。

4. 当超声声束方向与血流方向一致时,测量血流速度绝对值的误差最小。如果超声声束方向与血流方向之间的角度>20°,测量血流速度需要进行角度校正。

【注意事项】

1. 胎儿在宫内处于动态变化的过程。怀疑胎儿有宫内缺氧或贫血时,应动态随访多普勒指标。

2. 注意结合临床或其他检查结果综合判断。

3. 产科多普勒超声检查可以出现假阳性结果,需要特别注意检测的规范化,在分析时要注意结合胎心电子监护、羊水指数、胎儿生长曲线等多项指标进行综合监护,尤其在妊娠34周后。

第一节 脐 动 脉

【适应证】

脐动脉多普勒指标反映胎盘血管阻力,主要用来了解胎盘功能状态、胎儿有无宫内缺氧,以及胎儿生长受限时的宫内监护。

【血流图和多普勒频谱图采集】

测量位置:建议单胎测量位置为脐带游离段,双胎测量位置为脐带近腹壁插入段。选取4~6个波形一致的脐动脉频谱,频谱边缘清晰,无背景声噪(图4-1-1)。自动测量或手动测量

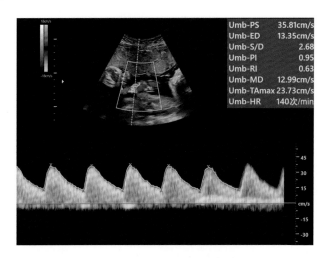

图 4-1-1　胎儿脐动脉多普勒频谱

包绕所有频谱图信息获得血流多普勒参数：PI、RI、S/D。

【注意事项】

1. 连续监护脐动脉时应固定位置测量。

2. 测量结果参考相应的脐动脉的测量部位和孕周的正常值范围进行解读。

3. 孕 16 周前脐动脉无舒张末期血流是正常生理状态，不要过早评估脐动脉。

4. 注意观察脐动脉舒张期血流有无缺失或反流。

第二节　大脑中动脉

【适应证】

1. 宫内胎儿安危的监护。

2. 胎儿生长受限。

3. 了解胎儿有无贫血的可能。

4. 复杂双胎及其并发症的监护。

【血流图和频谱图采集】

正常胎儿脑循环呈高阻型，当胎儿宫内缺氧时，由于脑保护效应引起脑部血管扩张,血流增加,阻力下降;对于同种免疫溶血性疾病,胎儿血红蛋白减少造成的贫血,可引起大脑中动脉的收缩期峰值血流速度(peak systolic velocity,PSV)加快。血流图:胎儿颅底丘脑和蝶骨翼水平横切面,将图像放大,彩色多普勒血流显像显示 Willis 动脉环(图 4-2-1),调整探头至动脉走行和声束平行,显示大脑中动脉长轴的近端。测量位置:取样容积放置于大脑中动脉近 willis 动脉环近端 1/3 的位置,超声声束与血流方向角度接近 0°。频谱图:选取 3~10 个波形一致的大脑中动脉频谱,大脑中动脉频谱在基线上,频谱边缘清晰,无背景声噪(图4-2-2)。

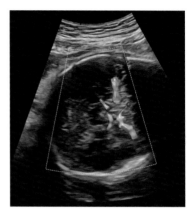

图 4-2-1　胎儿大脑 Willis 动脉环

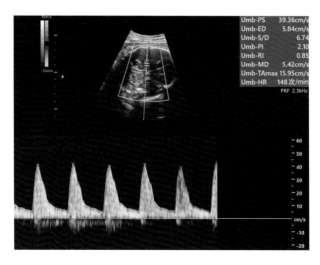

图 4-2-2　胎儿大脑中动脉多普勒频谱

【注意事项】

1. 测量时避免用探头对胎头过度加压。

2. 怀疑胎儿可能有贫血时测量大脑中动脉峰值流速,考虑胎儿有宫内缺氧时测量大脑中动脉 PI、RI。

第三节　静脉导管

【适应证】

静脉导管血流的测量不作为常规检查内容,但在以下情况下可以测量:

1. 严重胎儿生长受限评估胎儿心脏右心功能情况。

2. 各种原因引起的胎儿水肿。

3. 单绒毛膜双胎并发症。

【血流图和频谱图采集】

胎儿静脉导管频谱为三相波型:第一波为心室收缩期,S 波,第二波为心室舒张期,D 波,第三谷为心房收缩期,a 波。

测量位置:早孕期选用胎儿正中矢状切面,中孕期和晚孕期多采用腹部斜切面。测量位置为静脉导管的起始端,即静脉导管峡部,远离右心房侧。取样容积 2mm,声束与血流方向夹角 <30°。选取 4~6 个波形一致的静脉导管频谱,频谱边缘清晰,无背景声噪(图 4-3-1,图 4-3-2)。

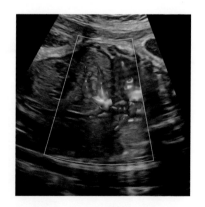

图 4-3-1　胎儿静脉导管血流图

【注意事项】

对频谱形态半定量分析应注意频谱形态,观察是否存在 a 波消失或反向。

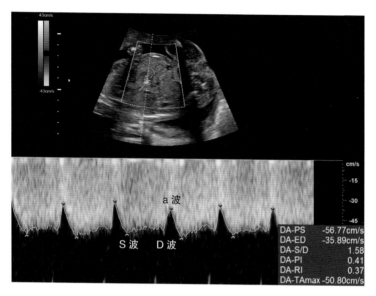

图 4-3-2 胎儿静脉导管频谱图

第五章　正常双胎妊娠

第一节　双胎绒毛膜性及羊膜性的判断

【概述】

随着辅助生育技术的广泛使用及高龄孕妇的增加,多胎妊娠的发生率有所增加,其中双胎最为多见。多胎妊娠围产期发病率、死亡率及医源性早产率均较单胎明显增加。双胎妊娠分为双卵双胎(dizygotic twins,DZ)和单卵双胎(monozygotic twins,MZ),根据其绒毛膜性及羊膜性分为:双绒毛膜双羊膜囊双胎(dichorionic diamniotic,DCDA)、单绒毛膜双羊膜囊双胎(monochorionic diamniotic,MCDA)、单绒毛膜单羊膜囊双胎(monochorionic monoamniotic,MCMA)。

双卵双胎是由两个卵子分别受精形成的双胎妊娠,约占双胎妊娠的70%。两个胎盘可完全分开,也可相互靠拢融合成“一个”,两个胎儿血液循环各自独立。胎盘胎儿面有两个羊膜腔,中间隔有两层绒毛膜、两层羊膜,为双绒毛膜双羊膜囊双胎。

单卵双胎是由一个受精卵分裂形成的双胎妊娠,约占双胎妊娠的30%。由于受精卵在早期发育阶段发生分裂的时间不同,形成以下4种类型:

1. 桑葚胚阶段(胚胎发育1~3天)分裂成2个独立胚体,分别植入,每个胎儿具有各自的胎盘、绒毛膜和羊膜,两胎间隔膜由两层羊膜及两层绒毛膜组成,为双绒毛膜双羊膜囊双胎,此种类型占单卵双胎的 30% 左右。

2. 胚胎发育的 4~8 天,细胞团复制成 2 个,各自形成独立胚胎,2 个胎儿具有共同的胎盘及绒毛膜囊,但有各自的羊膜囊,两胎间有两层羊膜,为单绒毛膜双羊膜囊双胎,此种类型占单卵双胎的 68% 左右。

3. 羊膜囊形成后(第 8~13 天)胚盘分裂成 2 个,发育为 2 个胎儿,2 个胎儿共用 1 个胎盘、1 个羊膜囊,形成单绒毛膜单羊膜囊双胎,此种类型占单卵双胎的 1%~2%。

4. 胚胎发育 13 天以后,胚盘不完全分裂,形成不同程度、不同形式的连体双胎,此种类型约占单卵双胎的 1/1500。

【检查孕周】

最佳检查孕周为孕 13^{+6} 周前。

【超声诊断要点】

1. 判断绒毛膜性的最佳孕周是妊娠 6~14 周　在妊娠 6~10 周之间,可通过宫腔内妊娠囊数目判断绒毛膜性,如宫腔内有 2 个妊娠囊,2 个妊娠囊内各见 1 个存活胚芽,为双绒毛膜双胎。如仅见 1 个妊娠囊,内有 2 个胚芽,则为单绒毛膜双胎。

在妊娠 10~14 周之间,可通过识别羊膜在胎盘插入点处有无胎盘突起(λ 征或 T 征)及胎盘数量来确定绒毛膜性。双绒毛膜双胎之间的隔膜插入胎盘的位置呈"λ"征,即双胎峰(twin peak)(图 5-1-1),尖端指向羊膜腔;而单绒毛膜双羊膜囊双胎两个胎儿间的隔膜与胎盘交接处呈"T"征(图 5-1-2)。如为 2 个完全分开的胎盘,则双绒毛膜双羊膜囊双胎可能性大。

2. 判断羊膜性的最佳孕周为妊娠 11 周之后　孕周过小,羊膜纤细,超声难以显示。

3. 孕 14 周后绒毛膜性及羊膜性的判定　孕 14 周后,双绒毛膜双胎的双胎峰逐渐消失,若出现双胎峰,则为双绒毛膜双胎;若无双胎峰,两者皆有可能。另外,如为 2 个完全分开的胎盘或 2 个胎儿性别不同,则提示双绒毛膜双羊膜囊双胎。如仅显示 1 个胎盘,2 个胎儿性别相同,缺乏妊娠早期超声检

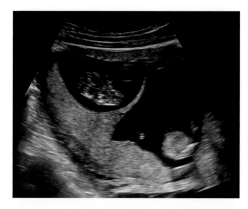

图 5-1-1   早孕期   双绒毛膜双羊膜囊双胎妊娠

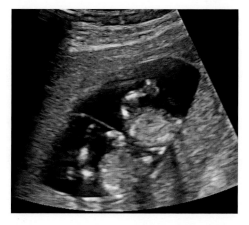

图 5-1-2   早孕期   单绒毛膜双羊膜囊双胎妊娠

查资料,绒毛膜性判定会很困难。通过羊膜分隔的厚度判断双胎绒毛膜性,准确性不高。

【鉴别诊断】

1. 早孕期宫腔妊娠囊旁的子宫内膜蜕膜反应形成假孕囊,貌似 2 个妊娠囊。蜕膜反应的假孕囊内无胚芽。诊断双胎的前提是应该观察到胚芽及心管搏动。

2. 若羊膜分隔位于纵隔子宫或宫腔粘连带上,有时与双胎峰很相像。仔细观察,"双胎峰"是子宫肌层,而不是胎盘。

3. 双胎之一羊水过少羊膜分隔紧贴胎儿,无法观察到漂浮在羊水中的羊膜分隔,会误认为是单羊膜囊双胎。羊水过少的胎儿往往紧贴在胎盘或子宫壁上。

【注意事项】

1. 妊娠 11~14 周确定绒毛膜及羊膜性最准确,因此双胎妊娠的前 3 个月超声扫查非常重要。

2. 妊娠 14 周以后未见双胎峰可能是单绒毛膜双胎,也可能是双绒毛膜双胎;不能明确绒毛膜性的双胎应按单绒毛膜双胎进行随访和监测。

3. 通过检查胎盘数目鉴别绒毛膜性必须十分慎重,诊断双绒毛膜双胎的依据是:2 个完全分开的胎盘,且各个方位都不存在 2 个胎盘相连的脐血管。因为单绒毛膜双胎也可以发生副胎盘或双叶胎盘。

4. 如在常规的经腹部检查无法判定双胎妊娠的绒毛膜性质,需尝试进行经阴道超声检查,如仍无法确定,建议转诊至有产前诊断服务技术资格的上级医疗保健机构,如上级医疗保健机构也无法确定,将双胎妊娠视为单绒毛膜双胎进行管理更为安全。

5. 建议将单绒毛膜单羊膜囊双胎妊娠推荐到有产前诊断服务技术资格的医疗保健机构进行专业管理。

6. 双胎绒毛膜性及羊膜性一经诊断,应将相关的超声图像进行电子存档,并记录到超声报告中。

第二节　双胎妊娠超声检查规范

【检查孕周】

无并发症的双绒毛膜双胎应常规进行早孕超声检查、中孕详细超声检查以及之后的每 4 周 1 次的超声检查(图 5-2-1),有并发症的双绒毛膜双胎应根据其具体情况及严重程度增加超声检查的次数;无并发症的单绒毛膜双胎应常规进行早孕超声检查、中孕详细超声检查以及在妊娠 16 周之后

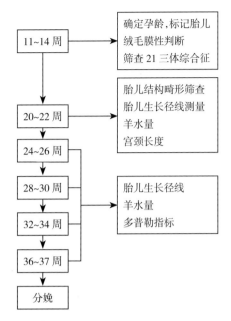

图 5-2-1　双绒毛膜双胎妊娠检查流程（无并发症）

每 2 周进行 1 次超声检查，及时发现双胎输血综合征（twin-twin transfusion syndrome，TTTS）和双胎贫血 - 多血序列征（twin anemia-polycythemia sequence，TAPS）等单绒毛膜双胎的并发症（图 5-2-2），有并发症的单绒毛膜双胎应根据其具体情况及严重程度增加超声检查的次数。

【检查切面】

双胎中每个胎儿结构筛查检查切面同单胎指南，双胎妊娠增加显示双胎间分隔以及羊膜与胎盘连接处切面。

【检查内容】

1. 估测孕周　估测双胎妊娠孕周是在胎儿头臀长（crown-rump length，CRL）在 45~84mm 之间（妊娠 11~13^{+6} 周）时进行。对自然怀孕的双胎妊娠，应采用 CRL 测量较大者估测孕周。通过体外受精妊娠的双胎，估测孕周应采用受精卵移植的时间。对于 14 周以后首次检查的双胎妊娠，应采用较大的头围测量估测孕周。

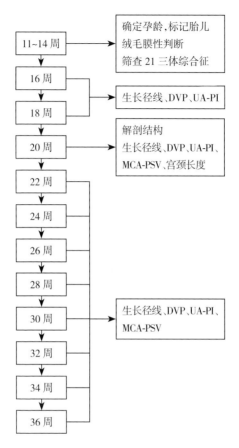

图 5-2-2 单绒毛膜双胎妊娠检查流程（无并发症）

最大羊水池深度（deepest vertical pocket，DVP），大脑中动脉（middle cerebral artery，MCA），峰值流速（peak systolic velocity，PSV），脐动脉（umbilical artery，UA）

2. 确定绒毛膜性和羊膜性 见本章第一节。

3. 双胎标记 双胎的标记应该遵循一种可靠且统一的标准，在孕妇的报告中明确记录。标记的标准包括：

（1）胎儿的位置：左或右，上或下。

（2）根据胎盘上脐带插入点，边缘性插入或者帆状胎盘附着。

（3）在双胎妊娠并发症中的胎儿特征，如双胎生长不一致中的较大者和较小者。在正常双胎妊娠中采用最多的是根据胎儿的位置进行标记。

4. 详细的胎儿解剖结构筛查　早孕期超声检查（$11\sim13^{+6}$周）应对胎儿有无严重结构畸形进行评估。常规双胎中孕期胎儿结构异常筛查遵循中孕期胎儿结构检查的指南，对双胎儿的心脏检查应遵循相关的胎儿心脏检查指南。检查均应由经验丰富的操作者在妊娠 20~24 周进行。双胎结构异常的发生率高于单胎，并且 2 个胎儿在 1 个宫腔内，超声检查需要更长的检查时间，难度更大，让孕妇及家属充分了解超声检查的难度及局限性是非常必要的。

5. 胎儿生物指标测定　双顶径、头围、腹围、股骨长。

6. 羊水量　分别对两个羊膜腔内的羊水量测量最大羊水池深度（deepest vertical pocket, DVP）。

7. 双绒毛膜双胎从妊娠 24 周开始测量脐动脉多普勒指标。

8. 单绒毛膜双胎从妊娠 16 周开始测量脐动脉多普勒指标，20 周开始测量大脑中动脉峰值流速（middle cerebral artery peak systolic velocity, MCA-PSV），以便对双胎贫血 - 多血序列征进行筛查。

9. 在中孕期进行双胎畸形筛查时测量孕妇宫颈管长度，了解有无早产风险。

【注意事项】

1. 早期判断双胎绒毛膜性及羊膜性，不同类型双胎发生并发症的风险不同，临床随访处理原则不同。

2. 超声对于无明显结构异常、径线相近的单羊膜囊双胎标记困难。

3. 双胎结构检查的困难远大于单胎的超声检查。

第六章　常见胎儿结构畸形超声诊断

第一节　中枢神经系统畸形

中枢神经系统畸形是常见的先天性畸形之一。胎儿中枢神经系统有其特殊性,发育成熟过程较长,大脑皮质的发育要持续至出生后,不同孕周胎儿脑部正常的声像图表现有所不同,产前难以发现所有的异常。胎儿中枢神经系统发育存在解剖结构与功能不相符的情况,根据结构的异常很难判断出生后对脑部功能的影响。胎儿中枢神经系统病变很多是进展性的,颅内出血、肿瘤以及神经元增殖、迁移和分化异常都发生在晚孕期,中孕期一次超声检查难以发现各种异常。

一、无脑儿

【概述】

无脑儿(anencephaly)是指颅骨及大脑半球均缺失,颅底部部分枕骨、面部骨骼及脑干、中脑常存在。发生率约为0.3:1000。

【扫查切面】

颅脑横切面、颅脑矢状切面、面部冠状切面。

【超声诊断要点】

1. 妊娠 11 周后,胎儿头颅的环状强回声缺失,显示两侧大脑半球暴露在羊水中,呈"米老鼠"样,表现为露脑畸形(acrania)(图 6-1-1)。

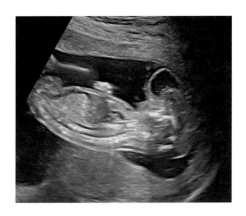

图 6-1-1 露脑畸形

妊娠 16^{+4} 周,胎儿正中矢状切面,头部未见
环状强回声,见不规则混合结构

2. 随着脑组织的破碎和脱落,仅在颅底部显示部分强回
声的骨化结构及脑干与中脑组织,无大脑半球。面部冠状切
面及双眼球横切面均可显示两眼球位于面部最高处,向外突
出,无前额,呈"青蛙样"面容,眼眶上方无颅骨(图 6-1-2)。

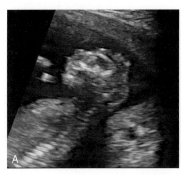
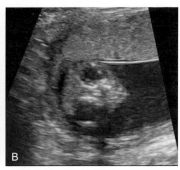

图 6-1-2 无脑儿

A. 胎儿正中矢状切面,头部未见颅脑环状强回声及大脑半球结构,眼眶
位于面部最高处;B. 面部冠状切面,眼眶位于面部最高处

【鉴别诊断】

1. 小头畸形 头颅环状强回声存在,双顶径及头围明显

小于孕周,前额后缩,一般晚孕期明显。

2. 脑膨出　早期露脑畸形易与巨大脑膨出混淆,应仔细寻找颅骨结构加以鉴别。脑膨出大部分发生在枕部,在胎儿头部冠状切面常可见钙化的额骨,横切面仔细观察可见部分颅骨。

【相关异常】

1. 25%~50% 合并其他畸形,包括脊柱裂、心脏畸形、肢体畸形等。

2. 单纯无脑儿较少合并染色体异常。

【注意事项】

1. 超声最早可在 11 周做出诊断,但若孕周小于 11 周,由于颅骨骨化较弱,诊断露脑畸形有一定困难。

2. 对于胎头位置较低,并向母体背部屈曲,腹部扫查可因看不清胎头结构而误诊。孕妇腹壁透声差或多胎妊娠时胎儿体位影响可能造成漏诊。

【预后评估】

无脑儿为致死性畸形,一旦做出诊断应及时终止妊娠。

二、脑膨出

【概述】

脑膨出(encephalocele)发生率为 0.3:1000~0.6:1000,颅内结构通过颅骨缺损处膨出颅外。从胎头额部,沿颅顶中线至枕部均可发生脑膨出,其中大部分位于枕部,顶部、额部也会发生。羊膜带综合征合并的脑膨出可以发生在偏中线的其他部位。根据膨出物不同一般分为两型①脑膜膨出(meningocele):仅有脑膜从颅骨缺损处膨出;②脑膜脑膨出(encephalocele):脑膜和脑组织均从缺损处膨出。

【扫查切面】

颅脑横切面、颅脑矢状切面、颅脑冠状切面。

【超声诊断要点】

1. 颅骨缺损处强回声环连续性中断,多位于枕部。

2. 囊性或混合型占位从颅骨缺损部位膨出。包块可大可小,因内容物不同而内部回声不同,有脑膜和脑组织同时膨出时呈不均质中低回声(图6-1-3),仅有脑膜膨出时呈无回声。颅内结构可有异常改变,如脑室扩张、中线移位等(图6-1-4)。

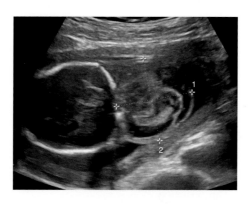

图 6-1-3　脑膜脑膨出

妊娠 21^{+2} 周,胎头横切面显示枕骨连续性中断,脑膜及脑组织从缺损处向外膨出,呈囊实混合性回声,范围约 40mm×38mm

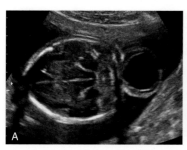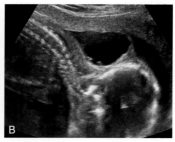

图 6-1-4　脑膜膨出

A. 妊娠 21^{+6} 周,小脑水平横切面,囊性结构从枕部外膨出;B. 头部矢状切面,枕部后方囊性结构

3. 羊膜带综合征合并的脑膨出可以不位于脑中线部位,常合并其他畸形,比如截肢。

【鉴别诊断】

1. 颈部水囊瘤 枕部脑膜膨出时应注意与颈部水囊瘤鉴别。后者无颅骨缺损,无脑室扩张等颅内结构改变,囊内见多条带状回声,呈多房性,常伴身体其他部位水肿。

2. 头皮软组织包块 无颅骨缺损,无颅内结构改变。

【相关异常】

1. 大部分脑膨出合并其他畸形 合并的中枢神经系统畸形包括:小头畸形、脑室扩张、小脑发育异常、胼胝体缺失、脊柱裂等。其他器官系统畸形包括心脏畸形、骨骼系统畸形等。

2. 大约10%的脑膨出合并染色体异常,可以是13三体综合征及18三体综合征。

3. 脑膨出合并的遗传综合征主要包括:

(1) Meckel-Gruber 综合征:常染色体隐性遗传,主要结构畸形包括,枕部脑膨出、多囊肾及多指(趾)以及其他神经系统畸形。

(2) Walker-Warburg 综合征:常染色体隐性遗传,主要结构畸形包括,脑膨出及其他中枢神经系统畸形、眼睛发育异常(白内障、小眼畸形等)。

【注意事项】

1. 脑膨出颅骨缺损较小时,缺损和包块均不易显示,颅内结构也无明显改变,产前难以诊断。

2. 妊娠10周之前,颅骨尚未骨化而无法诊断脑膨出。羊水过少时,小的膨出物可与宫壁相贴而被挤压,容易漏诊。

【预后评估】

产前发现胎儿脑膨出,应详细检查其他器官系统有无畸形,羊水穿刺了解胎儿有无染色体异常,预后通常与膨出物的大小、部位有关,膨出的脑组织越多,预后越差;合并染色体异常或遗传综合征,预后差。病情轻微者即使出生后存活,也可能伴有多种神经功能障碍。

三、全前脑

【概述】

全前脑(holoprosencephaly)在流产胎儿中的发病率高达1∶250,在活产新生儿中的发病率为1∶16 000~1∶2500,是指前脑没有分裂或没有完全分裂形成的一组畸形,常合并面部中线结构的异常。根据前脑分裂的程度,将全前脑分为3种类型:①无叶全前脑(alobar holoprosencephaly),前脑完全未分裂,是最严重的一类;②半叶全前脑(semilobar holoprosencephaly),前脑后侧部分分裂;③叶状全前脑(lobar holoprosencephaly),大脑半球在前后都有分开,侧脑室前角部分融合。

【扫查切面】

侧脑室切面、丘脑切面、小脑切面、头部正中矢状切面、头部冠状切面、面部冠状切面、面部正中矢状切面。

【超声诊断要点】

1. 胎儿脑部改变

(1) 无叶全前脑①显示单个原始脑室,根据周围不同程度的大脑皮层覆盖,又分为三种类型:盘状(颅底部有残存少量的大脑皮层)、杯状(大脑皮层至额叶)、球状(脑室周围有完整的大脑皮层,无背侧囊肿);②中线结构异常:无大脑镰、透明隔腔、胼胝体,丘脑融合(图6-1-5,图6-1-6)。

(2) 半叶全前脑:大脑半球后部大脑镰存在,侧脑室后角及下角分为2个,前角左右融合,丘脑部分融合;未见透明隔腔,胼胝体发育不良(图6-1-7)。

(3) 叶状全前脑:大脑半球前后都有分裂,侧脑室前角部分融合,缺乏透明隔,胼胝体发育不全(图6-1-8)。

2. 面部中线结构畸形　全前脑合并的面部中线结构异常程度的差别很大,面部异常越严重提示全前脑的程度越严重,但不是所有的全前脑均合并面部异常,尤其是叶状全前脑。眼部异常包括:眶间距窄、2个眼球位于1个眼眶内、独眼、

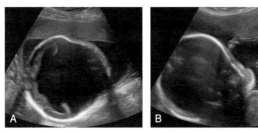

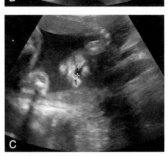

图 6-1-5 无叶全前脑
A. 妊娠 25 周,脑部横切面,单个脑室,无大脑镰、透明隔腔、胼胝体;B. 面部矢状切面,无鼻;C. 面部及上唇冠状切面,无鼻,中央唇裂

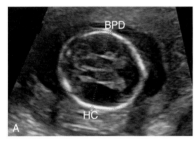

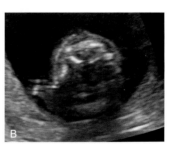

图 6-1-6 无叶全前脑
A. 妊娠 15^{+3} 周,侧脑室切面,单个脑室,无大脑镰、透明隔腔、胼胝体。BPD:双顶径;HC:头围;B. 眼眶水平横切面,两个眼球位于同一个眼眶内;C. 面部矢状切面,喙鼻

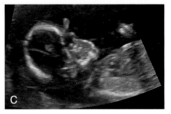

无眼;鼻部异常包括:无鼻、喙鼻、单鼻孔;唇部异常包括:中央唇裂和(或)腭裂。

【鉴别诊断】

1. 重度脑积水 由于大脑镰被破坏造成两侧脑室相通时需要与全前脑鉴别。重度脑积水有脉络膜悬挂,双侧丘脑

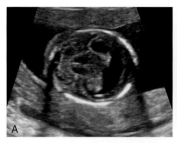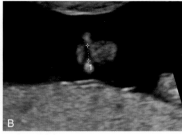

图 6-1-7　半叶全前脑

A. 妊娠 18^{+1} 周,胎头横切面:侧脑室后角及下角分为 2 个,前角融合,丘脑部分融合,未见透明隔腔;B. 鼻部及上唇冠状切面:无鼻,中央唇裂

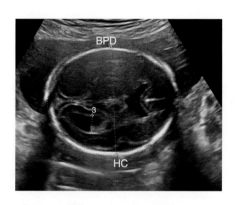

图 6-1-8　叶状全前脑

妊娠 23^{+1} 周,侧脑室后角分开,前角部分相通,缺乏透明隔腔。BPD:双顶径;HC:头围

分开,无面部中线结构改变。

2. 胼胝体缺失　胼胝体缺失出现第三脑室扩张并上移,双侧脑室不相通,无面部中线结构异常。

3. 视 - 隔发育不良　超声声像图特征与叶状全前脑很难区别,均表现为侧脑室前角左右相通,无透明隔腔,MRI 检查有助于鉴别诊断。

【相关异常】

1. 常合并其他部位的畸形,如中枢神经系统其他畸形

（小头畸形、Dandy-Walker 畸形等）、心脏畸形、腹壁畸形、骨骼系统畸形等。

2. 全前脑的病例还可合并染色体异常，其中多数是 13 三体综合征或 18 三体综合征，以及遗传综合征。

【注意事项】

1. 不同程度的全前脑图像差异很大，检出率差别很大。三种类型之间无明显分界，有时较难准确分型。

2. 叶状全前脑的图像接近正常，产前诊断困难。

3. 超声发现全前脑，应建议行胎儿染色体检查。必要时建议 MRI。

【预后评估】

无叶全前脑和半叶全前脑均为严重畸形，多数在出生后一年内死亡，明确诊断后应建议终止妊娠。叶状全前脑出生后可能伴发智力发育异常、癫痫及视力和嗅觉障碍等。

四、脑室扩张

【概述】

脑室扩张（ventriculomegaly）发病率约为 1.5：1000 例活产儿。脑室扩张只是一个表现，不是疾病的诊断。可以是单独性的，或者合并其他畸形。造成脑室扩张的病因很多，脑脊液回流受阻或产生过多均可造成脑室扩张。中枢神经系统畸形也可能合并侧脑室扩张，包括：Dandy-Walker 畸形、全前脑、胼胝体缺失、大脑沟回异常等。开放性神经管缺陷包括脑膨出、开放性脊柱裂等合并双侧脑室扩张。双侧脑室扩张也可能是染色体异常（21 三体综合征、13 三体综合征、18 三体综合征）或者遗传综合征的表现之一。

【扫查切面】

侧脑室切面，必要时结合脑部更多切面了解有无合并其他异常。

【超声诊断要点】

1. 侧脑室切面　在侧脑室体部及后角水平包括脉络丛，

选择侧脑室最宽的部位,垂直于侧脑室强回声的内侧壁测量其宽度,正常值小于 10mm。

2. 根据侧脑室扩张的严重程度,分为:

(1) 轻度:10mm≤侧脑室宽度 <12mm(图 6-1-9);

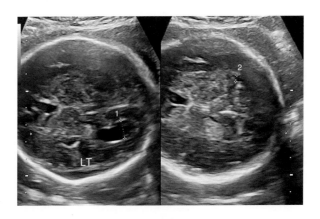

图 6-1-9   侧脑室轻度扩张

妊娠 31 周,左侧脑室宽 11.2mm(测量键 1),右侧脑室宽 3.9mm(测量键 2)。LT:左侧

(2) 中度:12mm≤侧脑室宽度 <15mm;

(3) 重度:侧脑室宽度≥15mm(图 6-1-10)。

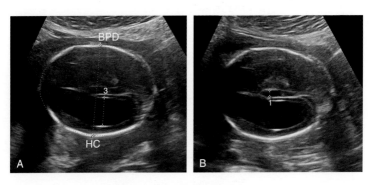

图 6-1-10   侧脑室重度扩张

A. 妊娠 22⁺⁶ 周,右侧脑室宽 16.8mm(测量键)。BPD:双顶径;HC:头围;
B. 第三脑室宽 3.9mm(测量键)

【鉴别诊断】

脑室扩张需要与侧脑室内囊性结构,如大型脉络膜囊肿或室管膜囊肿进行鉴别。

【相关异常】

1. 脑室扩张合并其他脑部异常为 45%~80%。

2. 单独脑室扩张合并染色体异常的风险为 3%~15%,合并其他异常时,染色体异常的风险增加。由于破坏性病变造成的脑室扩张不增加染色体异常的风险。

【注意事项】

1. 当发现脑室扩张时,需要测量双侧侧脑室宽度。脑室扩张可以发生在中孕期或晚孕期的任何一个阶段,可以是一过性或进行性病变。

2. 发现脑室扩张,详细检查脑部及脊柱结构,寻找可能的原因。单纯根据脑室扩张的宽度不能确定脑室扩张的原因。染色体异常造成的脑室扩张程度一般较轻,破坏性病变造成的脑室扩张较严重。很多情况下,产前超声难以明确造成脑室扩张的原因。

【预后评估】

一旦发现脑室扩张,应详细检查或进一步 MRI 检查了解有无合并其他脑部异常或其他器官系统异常。必要时羊水穿刺进行胎儿染色体检查,孕妇 TORCH 检查了解有无感染。单纯性脑室扩张妊娠期动态随访脑室宽度。预后主要与是否存在其他脑部畸形及染色体异常有关。约 10% 的孤立性的脑室轻度增宽病例,在出生后可能出现神经系统发育迟缓。

五、Dandy-Walker 畸形

【概述】

Dandy-Walker 畸形(Dandy-Walker malformation,DWM)发病率为 1/30 000~1/25 000,为小脑蚓部完全或部分缺失,第四脑室囊性扩张,与小脑延髓池相通,小脑幕上抬。

【扫查切面】

小脑横切面、小脑蚓部正中矢状切面(二维超声或三维超声重建)。

【超声诊断要点】

1. 第四脑室囊性扩张,与小脑延髓池相通。

2. 小脑蚓部完全或部分缺失(图 6-1-11)。

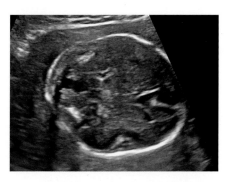

图 6-1-11　Dandy-Walker 畸形

妊娠 22^{+5} 周,小脑切面,小脑蚓部完全缺失,第四脑室与小脑延髓池相通

3. 常合并脑室扩张。

【鉴别诊断】

鉴别颅后窝结构发育异常比较困难,有时需要获取小脑蚓部正中矢状切面或者使用三维超声重建小脑蚓部正中矢状切面来协助诊断。

1. 小脑延髓池增宽(mega cisterna magna,MCM)　小脑横切面显示小脑延髓池深度 >10mm。小脑蚓部大小形态正常,小脑延髓池与第四脑室不相通且脑室系统显示正常(图 6-1-12)。

2. 蛛网膜囊肿(arachnoid cyst,AC)　是由蛛网膜包裹脑脊液形成的非血管性囊肿,多数发生于孕中晚期,约 10% 的 AC 发生于小脑延髓池。囊肿略偏向一侧,对周围组织有压迫。超声表现为小脑延髓池内薄壁的无回声区的囊肿,若囊肿较大,压迫一侧小脑半球会引起受压侧小脑半球体积较小,第四脑室与小脑延髓池不相通(图 6-1-13)。

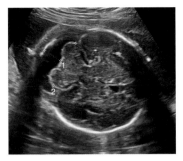

图 6-1-12　小脑延髓池增宽

妊娠 27^{+3} 周，小脑大小及形态正常，小脑延髓池宽 13.4mm

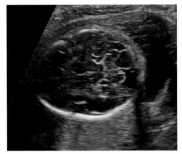

图 6-1-13　蛛网膜囊肿

妊娠 23^{+4} 周，右侧小脑半球后方小脑延髓池内囊性结构，右侧小脑半球小于左侧小脑半球

3. Blake 囊肿（Blake's pouch cyst，BPC）　超声检查小脑横切面显示双侧小脑半球下部分开，第四脑室扩张呈小囊样并与小脑延髓池部位的囊肿相通而呈"沙漏"征，小脑延髓池本身不增宽，小脑蚓部大小形态正常，但蚓部轻度到中度上旋，小脑幕位置正常（图 6-1-14）。

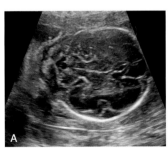
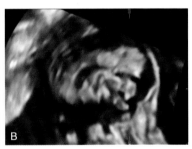

图 6-1-14　Blake 囊肿

A. 妊娠 24^{+4} 周，小脑横切面，小脑半球分开，第四脑室向小脑延髓池囊性膨出；B. 小脑蚓部三维成像，小脑蚓部大小及形态正常

【相关异常】

1. Dandy-Walker 畸形最常合并的畸形为其他中枢神经系统畸形，如全前脑、胼胝体缺失等，也可能合并心脏、肾脏等

畸形。

2. 约 1/3 的病例合并染色体异常,主要是 18 三体综合征及 13 三体综合征。合并非染色体异常的遗传综合征风险也比较高。

【注意事项】

1. 诊断时间　妊娠 18 周前,小脑蚓部尚未发育完善,孕周过小时不宜诊断 Dandy-Walker 畸形。

2. 与小脑蚓部异常的颅后窝异常种类较多,有时产前鉴别困难。

3. 小脑蚓部的正中矢状切面常不易获得,必要时可以使用经阴道超声、三维超声或 MRI 检查。

【预后评估】

Dandy-Walker 畸形多伴有严重的神经系统发育低下,预后较差。出生后 40%~70% 早期出现智力和神经系统功能障碍。若胎儿合并染色体异常及遗传综合征等,预后更差,新生儿死亡率可达 40%。

六、开放性脊柱裂

【概述】

开放性脊柱裂(open spinal bifida,OSB)发病率约 1:1000,是指脊椎中线缺损,椎管开放,并累及背部中线病变部位皮肤及皮下组织,脑脊液通过缺损处漏出至羊膜腔内。本病好发于腰骶部,其次是骶部、胸腰部、颈部。OSB 依据病变特点分为:脊膜膨出、脊髓脊膜膨出、脊髓裂。

【扫查切面】

脊柱正中矢状切面、脊柱横切面、脊柱冠状切面。

【超声诊断要点】

1. 直接征象　脊柱改变①脊柱矢状切面:在病变部位椎体与椎弓的串珠样强回声连续性中断,并累及相应部位的皮肤及皮下组织。合并脊膜或脊髓脊膜膨出时,可见囊性或混合性包块向背侧突起(图 6-1-15A)。如果病变范围较大,则表

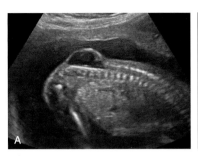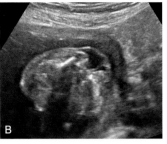

图 6-1-15　开放性脊柱裂

A. 妊娠 22 周,脊柱矢状切面,脊柱骶尾部囊性结构膨出;B. 腰骶部冠状切面,骶尾部两侧椎弓距离增宽

现为脊柱明显后突,失去正常生理弯曲。矢状切面用于评价脊柱裂的部位。②脊柱横切面:序贯扫查时,脊柱裂部位的双侧椎弓的骨化中心向两侧展开,失去正常的"品"字形结构,呈"V"或"U"字形改变(图 6-1-15B)。③脊柱冠状切面:脊柱裂部位双侧椎弓的骨化中心距离增宽。

2. 间接征象　脑部改变:①OSB 时脑脊液流入羊膜腔,蛛网膜下腔压力降低。如果孕周较早,头颅骨化程度较轻,会出现双侧额骨内陷,胎头横切面呈"柠檬"样头形(图 6-1-16A);脑干、脑桥、小脑下移,小脑紧贴颅后窝,呈"香蕉"形,小脑延髓池消失(图 6-1-16B)。这种颅内征象又称为"Anold Chiari Ⅱ"

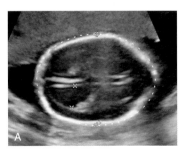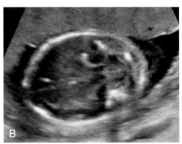

图 6-1-16　开放性脊柱裂脑部改变

A. 妊娠 22 周,开放性脊柱裂,双侧额骨内陷,呈"柠檬头",双侧脑室扩张;B. 小脑延髓池消失,小脑呈"香蕉状"

异常。②由于脑脊液回流受阻,约 3/4 的 OSB 胎儿于中孕期出现双侧轻 - 中度脑室扩张,到晚孕期,大部分胎儿出现双侧中 - 重度脑室扩张(图 6-1-16A)。

【鉴别诊断】

1. 骶尾部畸胎瘤　发生于骶尾部的 OSB 需与骶尾部畸胎瘤(sacrococcygeal teratoma,SCT)鉴别,骶尾部 OSB 囊性肿块位于脊柱背侧,伴脊柱缺损及颅内征象。骶尾部畸胎瘤向尾侧或腹内生长,呈实性、囊性或混合性,骶尾部脊椎排列无异常、椎管闭合、皮肤完整,无颅内结构改变(图 6-1-17)。

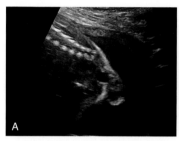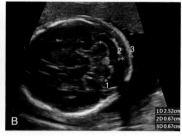

图 6-1-17　骶尾部畸胎瘤

A. 妊娠 23^{+5} 周,骶尾部后方混合结构,向尾侧突起;B. 小脑横切面,未见"柠檬头"及"香蕉小脑"

2. 颈部水囊瘤　颈部 OSB 需与颈部水囊瘤(cystic hygroma)鉴别,后者显示为多房性囊性包块,包块可能围绕颈部大部分,常伴有全身水肿,颈椎排列无异常(图 6-1-18)。

【相关异常】

1. 有时脊柱裂会合并马蹄内翻足。

2. 合并染色体异常(主要是 18 三体综合征)的风险大约是 10%。

【注意事项】

1. 当出现典型的开放性脊柱裂颅内征象时,应注意仔细观察脊柱,减少漏诊。

2. 未合并明显颅内改变,或无明显背部囊性病灶的开放

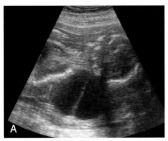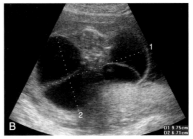

图 6-1-18 颈部水囊瘤

A.妊娠 15 周,胎儿矢状切面,颈部后方多房性囊性结构;B.颈部横切面,颈部后方及两侧多房性囊性结构

性脊柱裂产前诊断困难。

3. 妊娠小于 18 周,骶尾部椎弓没有完全骨化。中孕期晚期或晚孕期,难以显示整条脊柱,都会影响脊柱的观察。

4. 脊柱畸形的检出率易受胎儿体位影响,胎儿仰卧位或臀位,均难以观察脊柱。

5. 部分闭合性脊柱裂在妊娠后期、产时或出生后有可能成为开放性脊柱裂。

6. 产前难以准确判断脊柱裂具体部位。

【预后评估】

OSB 胎儿出生后症状主要表现为下肢运动功能受损、大小便失禁,智力受损及神经精神障碍亦较常见。症状的严重程度与脊柱裂的部位、范围、有无累及神经组织(脊髓脊膜膨出)、脑室扩张的严重程度有关。病变部位低、脑室轻度扩张的 OSB 胎儿出生后症状轻于病变部位高、脑室重度扩张的胎儿。

第二节 颜面部及颈部畸形

一、唇裂

【概述】

唇裂(cleft lip)是一种口唇的先天性缺损,上唇多见。腭裂（cleft palate）是指软、硬腭的先天性缺损。唇腭裂（cleft lip/cleft palate）是最常见的颜面部畸形，可以发生在单侧、双侧或中央部位。我国的发病率约为 1.8‰。唇、腭裂可单独发生，多数情况下同时发生。唇裂 / 唇腭裂约 80% 不合并其他畸形，50% 单纯腭裂合并其他畸形，正中唇裂常与全前脑或口 - 面 - 指综合征等染色体异常或遗传综合征有关。

【扫查切面】

鼻唇冠状切面、上牙槽横切面、面部正中矢状切面。

【超声诊断要点】

1. 唇裂　一侧或双侧上唇连续性中断，中断处为无回声，若延伸至同侧鼻孔下方，可引起同侧鼻翼塌陷、鼻孔变形（图 6-2-1）。

2. 硬腭裂　一侧或双侧上牙槽连续性中断，中断处继续向上向内延伸至上腭，在裂口中线侧牙槽突向前突出，裂口外侧牙槽突相对后缩，在横切面上形成"错位"征象。双侧唇裂合并腭裂时，除见双侧上牙槽断裂，有时还能显示正前方的上颌骨向前向外突出，悬挂于两鼻孔之间，称上颌骨前突（图 6-2-2）。

【相关异常】

1. 中央唇裂及双侧唇腭裂合并染色体异常的风险较高，主要是 13 三体综合征及 18 三体综合征，单侧唇腭裂较低，单独唇裂很少合并染色体异常。唇腭裂合并遗传综合征的风险较高。

2. 发现唇腭裂注意观察有无合并心脏畸形。

【注意事项】

1. 胎儿唇腭裂的产前超声总检出率为 26.6%~92.5%，如轻度唇裂、孕周太小或胎儿俯卧位时，唇腭裂难以诊断。

2. 单纯腭裂产前很难诊断。

3. 口唇前方有较多脐带或者人中较深时，注意假阳性诊断。不能明确诊断时，需要多切面检查或者彩色超声除外脐带。必要时随访。

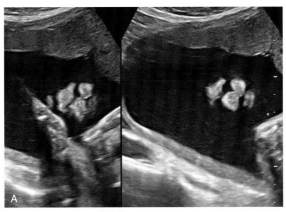

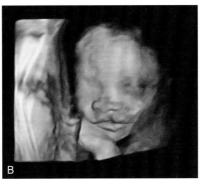

图 6-2-1 唇裂

A.面部冠状切面,左上唇连续中断;B:面部三维表面成像,左侧唇裂

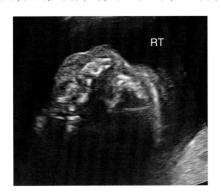

图 6-2-2 腭裂

妊娠 22^{+6} 周,右上牙槽连续性中断。RT:右侧

4. 发现中央唇裂注意观察有无合并颅内结构畸形。

【预后评估】

不合并其他结构畸形的唇腭裂患儿出生后可行手术治疗。单纯的唇裂治疗效果较好。唇腭裂的手术治疗需要序列治疗,从患儿出生到成年各个阶段,根据其年龄、畸形程度和临床表现,提供最佳的治疗方案,可获得较好的疗效。

正中唇腭裂及不规则唇裂常预后不良。

唇腭裂合并染色体异常或遗传综合征者,预后较差。

二、胎儿颈部水囊瘤

【概述】

胎儿颈部水囊瘤(nuchal cystic hygroma,NCH 或 cervical cystic hygroma,CCH)又称颈部淋巴水囊瘤,是由于颈淋巴囊内淋巴液引流受阻或者与颈淋巴管异常发育有关,病理学上由扩张的淋巴腔隙构成,其内充满淋巴液。范围可自头颈部至肩背部,多于早孕期末期发生,发生率约 1/300,也有少部分发生于晚孕期,发生率约 1/1200。

【扫查切面】

颈部横切面、头颈胸部正中矢状切面。

【超声诊断要点】

1. 早孕末期或中孕期颈部后方囊性包块,典型的大型水囊瘤内部见多条厚的纤维带分隔,呈放射状,包块常延伸至双侧颈部,也可自头颈部向下延伸至背部,常合并全身水肿。小型水囊瘤可仅局限于颈部两侧(图 6-1-18)。

2. 彩色多普勒显示液性暗区内部无血流信号。

【鉴别诊断】

1. 颈项透明层增厚　即使是严重的 NT 增厚,甚至水肿,内部不存在放射状分隔的大型囊腔。NT 增厚也是提示胎儿发育异常的信号,但与 NT 增厚比较,颈部水囊瘤胎儿染色体异常及遗传综合征发生率更高。

2. 枕后部脑脊膜膨出　枕部脑膨出超声表现为枕部颅

骨环状强回声缺损,常合并侧脑室扩张等颅内结构异常。

3. 颈部淋巴管瘤　　一般发生在中孕期晚期或晚孕期,多发生于一侧颈部或颈前部,可大可小,内部有囊性部分及实质部分,血供不明显。大型颈部淋巴管瘤可引起颈部位置异常,甚至压迫气管及食管。合并染色体异常风险较低。

4. 颈部畸胎瘤　　发生率较低,多位于颈前方或颈前外侧部,为囊实性肿块,当肿瘤较大时,常引起颈部过度仰伸,可明显压迫食管,影响胎儿羊水吞咽而出现羊水过多,此时腹部横切面示胃泡明显缩小或不显示。

【相关异常】

1. 有分隔的大型颈部水囊瘤常合并染色体异常或遗传综合征。染色体异常以特纳综合征(45,X)最多见(约占75%),其次为21三体综合征(约占5%)及18三体综合征(约占5%),其余约15%的颈部水囊瘤胎儿染色体正常。合并的心血管畸形常见有主动脉弓缩窄(40%以上的特纳综合征胎儿)。

2. 颈部水囊瘤合并遗传综合征的风险很高,比较常见的是努南综合征(Noonan syndrome),除了颈部水囊瘤外,常合并心脏畸形、面部异常以及胎儿生长受限等。

3. 大部分颈部水囊瘤常合并其他器官系统的异常,包括心脏异常、骨骼系统异常等。

【注意事项】

小型无分隔水囊瘤主要表现为单房囊性包块,多位于颈部两侧,体积较小,难以发现。

【预后评估】

早孕期发生的胎儿颈部水囊瘤有几种转归:①继续进展,发展为头颈部、躯干后方较大囊性结构,内见多条分隔,最后全身水肿,甚至胎死宫内;②维持原有状态;③如果是早期暂时性淋巴引流受阻或者淋巴管发育延迟,颈部水囊瘤可能逐渐消退。

NT>6.5mm、放射状分隔型水囊瘤、伴胎儿水肿常预示结局不良。

伴发染色体畸形、遗传综合征、心血管畸形及其他畸形者,预后差。

第三节　胸腔异常

一、先天性肺囊腺瘤畸形

【概述】

先天性肺囊性腺瘤样畸形(congenital cystic adenomatoid malformation,CCAM)是一种肺组织错构畸形。组织学上以末梢支气管过度增生、缺乏正常肺泡结构为特征,占先天性肺部疾病的 76%~80%。95% 以上病变常累积一叶或一侧肺,偶尔累及双侧肺。CCAM 可分为三种类型,Ⅰ型:大泡型,囊肿直径 2~10cm;Ⅱ型:小泡型,囊肿直径 0.5~2cm;Ⅲ型:微泡型或实质型,囊肿大小不超过 0.5cm,呈实质性改变。

【扫查切面】

四腔心切面、胸腹矢状切面、胸腹冠状切面。

【超声诊断要点】

1. 胸腔内实性强回声或囊实混合性包块,囊肿直径大小不等,Ⅰ型及Ⅱ型以囊性病变为主(图 6-3-1,图 6-3-2),Ⅲ型往往呈均匀强回声(图 6-3-3)。

2. CCAM 肿块大小不等,肿块较大者可造成心脏及纵隔受压移位,偏向对侧。对同侧和对侧肺产生明显压迫,胎儿心衰时会合并水肿。

3. 有时伴有羊水过多。

【鉴别诊断】

1. 肺隔离症　超声表现为胸腔内均匀一致的高回声包块,呈叶状或三角形。主要通过彩色多普勒或能量多普勒超声检查肿块的血供与 CCAM Ⅲ型进行鉴别,肺隔离症肿块的血供来自降主动脉。

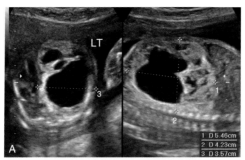

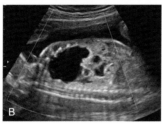

图 6-3-1　CCAM Ⅰ型

A. 妊娠 24⁺³ 周, 左侧胸腔内囊性为主占位, 大小 58mm×42mm×35mm。LT: 左侧; B. 未见彩色血流

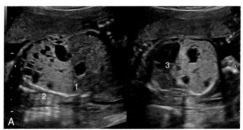

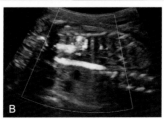

图 6-3-2　CCAM Ⅱ型

A. 妊娠 25⁺⁶ 周, 49mm×47mm×42mm, 左侧胸腔内囊实性占位; B. 未见降主动脉血供

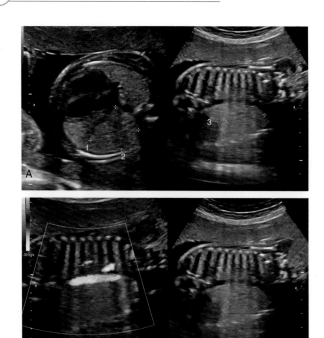

图 6-3-3　CCAM Ⅲ型

A. 妊娠 24^{+6} 周,左侧胸腔内稍强回声区 $36mm \times 28mm \times 24mm$;B. 未见胸主动脉血供

2. 先天性膈疝　表现为胎儿腹腔内容物通过缺损的膈肌疝入胸腔内。左侧膈疝胃泡疝入胸腔需要与 CCAM Ⅰ型进行鉴别。左侧单纯肠管膈疝需要与 CCAM Ⅱ型进行鉴别。右侧膈疝肝脏疝入胸腔需要与 CCAM Ⅲ型进行鉴别,肝脏疝入胸腔时回声弱于 CCAM Ⅲ型,并且肝脏内胆管及血管的回声有助于鉴别诊断。

【相关异常】

1. CCAM 有时与肺隔离症同时存在。

2. CCAM 合并染色体异常及遗传综合征的风险很低。

【注意事项】

1. 晚孕期,CCAM 病灶和周边肺组织回声一致时,超声难以辨别,MRI 检查有助于发现病灶。

2. CCAM 肿块可随孕周的增加而变化,妊娠 20~26 周期间肿块往往增大比较明显,妊娠 26 周以后,约 70% CCAM 肿块大小较稳定;20% 产前明显萎缩或消失;仅 10% 进行性增大。因此有必要对 CCAM 胎儿进行连续动态观察。

【预后评估】

CCAM 的体积、生长速度、是否合并胎儿水肿以及是否合并其他结构异常是评价胎儿预后的重要指标。随访过程中肿块缩小、回声强度降低,预后较好;反之,出现胎儿水肿、或合并羊水过多时围产儿死亡率较高。

二、肺隔离症

【概述】

肺隔离症(pulmonary sequestration,PS)指一部分肺组织与正常气管 - 支气管树不相连,血液供应来自于体循环而不是肺循环,大部分位于膈肌上方胸腔内,小部分位于膈肌下方。肺隔离症为单侧,约 90% 位于左下肺叶,少数位于膈下。

【扫查切面】

四腔心切面、膈肌水平横切面、胸腹冠状切面、胸腹矢状切面。

【超声诊断要点】

超声表现实性均质高回声,形态呈类三角形,边界清楚,左下肺叶比较多见(图 6-3-4)。

【鉴别诊断】

1. 先天性肺囊性腺瘤样病变　Ⅲ 型的灰阶超声也表现为实性均质高回声结节,但肺隔离症多位于左下肺,呈三角形,血液供应来源于体循环的降主动脉。

2. 膈下肺隔离症需要与腹腔内其他来源的肿块进行鉴别。

【相关异常】

1. 肺隔离症有时与其他肺部或胸腔内病变有关,比如

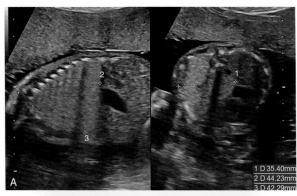

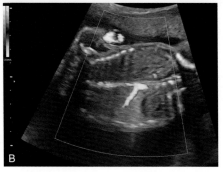

图 6-3-4　肺隔离症

A. 妊娠 22^{+4} 周，左侧胸腔内稍强回声区 44mm×42mm×35mm；B. 见降主动脉血流分支进入

CCAM、重复囊肿等。

2. 合并染色体异常及遗传综合征的风险很低。

【注意事项】

1. 肺隔离症病灶有时与正常肺组织回声相似，难以发现，尤其是在中孕晚期或晚孕期。

2. 中孕期发现的肺隔离症病灶，在晚孕期与正常肺组织分界不清，可能误认为消失，MRI 有助于进一步明确。

【预后评估】

1. 病灶 50%~75% 在宫内有缩小趋势。

2. 大部分预后良好，胎儿出现水肿时围产儿死亡率较高。

三、先天性膈疝

【概述】

先天性膈疝(congenital diaphragmatic hernia,CDH)是膈肌的发育缺陷导致腹腔脏器通过缺损部位疝入胸腔,可引起肺发育不良及肺动脉高压,发生率约为1∶4000。CDH大多数发生于左侧。

【扫查切面】

四腔心切面、胸腹冠状切面、胸腹矢状切面。

【超声诊断要点】

1. 超声诊断膈疝是间接征象,胸腔内显示腹腔脏器回声提示膈疝的诊断。在四腔心切面左侧膈疝多数表现为心脏左侧显示胃泡回声,腹腔内无胃泡回声(图6-3-5)。少数情况下心脏左侧显示小肠或肝脏左叶,心脏被推向右侧胸腔,心尖指向左(图6-3-6)。

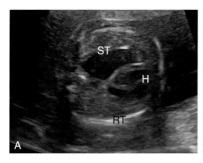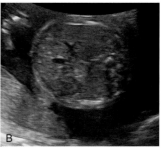

图6-3-5　左侧膈疝

A. 妊娠22周,四腔心切面,左侧胸腔内见胃泡回声,心脏被推向右侧胸腔,心尖指向左。ST:胃泡;RT:右侧;H:心脏;B. 腹围切面未见胃泡回声

2. 右侧膈疝时肝右叶疝入胸腔,心脏被推向左侧胸壁。因为肝脏的回声与肺相似,有时难以诊断。根据肝脏内胆管及血管的回声进行鉴别(图6-3-7)。

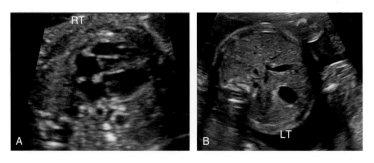

图 6-3-6　左侧膈疝

A.妊娠24周,四腔心切面,左侧胸腔内见小肠回声。RT:右侧;B.腹围切面,胃泡位置正常。LT:左侧

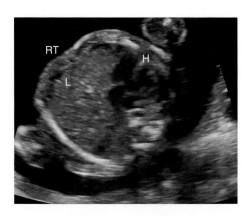

图 6-3-7　右侧膈疝

妊娠21^{+1}周,四腔心切面,右侧胸腔内出现肝脏回声,心脏被推向左。L:肝脏;H:心脏;RT:右侧

3. 腹腔脏器疝入胸腔导致腹围缩小。

4. 中孕期晚期或晚孕期可伴有羊水过多,严重者胎儿出现水肿,甚至死亡。

【鉴别诊断】

1. 先天性肺囊腺瘤Ⅰ型　表现为胸腔内囊性包块,心脏可受压移位,腹围平面胃泡大小及位置正常。而胃泡疝入胸腔时腹围平面观察不到胃泡,小肠疝入胸腔时可以观察到肠蠕动现象。

2. 右侧膈疝与胸腔内实质占位进行鉴别,比较常见的是先天性肺囊性腺瘤样病变Ⅲ型及肺隔离症,回声均比肝脏回声强。肝内胆管及血管的回声有助于鉴别诊断。

【相关异常】

1. 5%~15% 的膈疝合并染色体异常,主要是 21 三体综合征及 18 三体综合征。

2. 大于 10% 的膈疝合并遗传综合征,比较常见的是 Fryns 综合征(膈疝、唇腭裂、小下颌、中枢神经系统畸形等)。

3. 合并其他畸形,主要是心脏、中枢神经系统等。

【注意事项】

1. 膈疝的超声所见是间接改变,超声难以判断膈肌的完整性。唯有腹腔脏器疝入胸腔,造成心脏及纵隔移位,才可能被超声观察到。发生膈疝的孕周差异很大,有的膈疝出现在中孕期早期,部分膈疝发生在晚孕期或出生后,膈疝的产前诊断率只有 50%~60%。

2. 疝入胸腔的内容物可随着腹腔及胸腔的压力而变化,即腹腔压力高于胸腔压力时,腹腔内容物疝入胸腔,反之,内容物回复到腹腔,从而影响产前检出率。

3. 右侧膈疝或胃泡未疝入胸腔者产前诊断困难。

【预后评估】

1. 合并染色体异常、遗传综合征及其他结构畸形者预后差。

2. 单纯性膈疝胎儿的预后取决于肺发育不良及肺动脉高压的严重程度,膈疝发生的时间越早、纵隔偏移的程度越严重、合并肝脏疝入胸腔,预后越差。

四、胸腔积液

【概述】

胎儿胸腔积液(hydrothorax)是指液体异常聚集在胸膜腔内,可发生在单侧或双侧。产生的原因多种多样,可以是乳糜胸,或者是免疫性或非免疫性胎儿水肿的表现之一。免疫性疾病有母儿血型不合,导致胎儿溶血、贫血、心功能衰竭,出现胎儿水肿;非免疫性胎儿水肿常见原因有心律失常、胸腔病变、细小病毒 B19 感染、双胎输血综合征中的受血儿、染色体异常、某些先天性心脏病等。

【扫查切面】

胸部横切面、胸部矢状切面、胸腹冠状切面、胸腹矢状切面。

【超声诊断要点】

1. 胎儿胸腔内一侧或双侧无回声区。

2. 单侧大量胸腔积液,心脏和纵隔向对侧移位,同侧肺明显受压变小,漂浮于羊水中(图 6-3-8)。

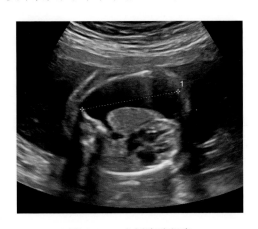

图 6-3-8　左侧胸腔积液

妊娠 23^{+6} 周,四腔心切面显示左侧胸腔积液,左肺明显受压

3. 双侧胸腔积液,如为大量,双侧肺明显受压变小,往往是全身水肿的表现之一,可同时存在全身皮下水肿、腹腔积液、胎盘增厚等。

4. 如果是胸腔占位引起的胸腔积液,超声检查能够观察到相应的异常表现。

【鉴别诊断】

少量胸腔积液需与心包积液相鉴别,后者声像图上积液仅显示在心脏周围,肺叶不会出现在液体中。

【相关异常】

1. 胸腔积液合并染色体异常及遗传综合征的风险都比较高,常合并的染色体异常是 45XO 以及 21 三体综合征。

2. 很多情况下,胸腔积液只是一种临床表现,心脏畸形、心律失常、胸腔占位、母儿血型不合等都有可能引起胸腔积液。

【注意事项】

1. 胸腔积液增加染色体异常的风险,是进行染色体核型分析的指征。

2. 双侧积液常伴其他畸形,需全面、详细检查胎儿结构,排除伴发畸形。

【预后评估】

胎儿胸腔积液的预后与发生时间、积液量、是否出现胎儿水肿、有无合并染色体异常或其他解剖结构异常相关。少量胸腔积液、晚期发生、不合并水肿以及不合并染色体或其他结构异常者,预后相对较好。大量胸腔积液、水肿、合并其他畸形如染色体异常、严重心脏畸形,预后差。

第四节　腹壁及腹腔异常

一、脐膨出

【概述】

脐膨出(omphalocele)是腹壁脐带插入部位发育缺陷,皮肤、肌肉和筋膜缺损,致使腹腔内脏器膨出体外,膨出内容物的表面覆盖腹膜和羊膜,脐带附着于膨出物的表面。发病率约 1∶4000 活产儿,高龄孕妇胎儿脐膨出的发病率增加。

【扫查切面】

腹部横切面、脐带腹壁入口处横切面。

【超声诊断要点】

1. 前腹壁正中脐孔处可见一向外突出的包块。膨出物可大可小,小的仅有肠管膨出(图 6-4-1),大的膨出除了肠管以外,还有肝脏等(图 6-4-2)。有时可合并腹腔积液及羊水过多。

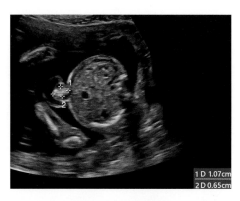

图 6-4-1　脐膨出

妊娠 22^{+5} 周,少量小肠从脐带根部膨出

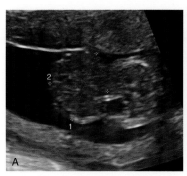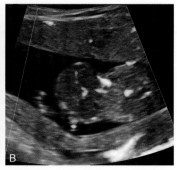

图 6-4-2　脐膨出

A. 妊娠 17^{+3} 周,肝脏从脐带根部膨出;B. 彩色超声显示膨出肝脏内血流

2. 膨出的包块表面有膜覆盖,脐带位于包块的表面。

【鉴别诊断】

1. 生理性肠疝　出现在妊娠 11 周以前,怀疑生理性肠疝时应随访。妊娠 12 周以前不诊断脐膨出。

2. 腹裂 突出物表面无腹膜覆盖,肠管漂浮于羊水中,脐带插入点正常。

3. 包含肝脏的大的脐膨出需要与体蒂异常进行鉴别。体蒂异常为巨大的腹壁缺损,大部分内脏位于体外,脐带很短或没有脐带,胎儿腹腔内脏贴近胎盘,脊柱异常弯曲。

【相关异常】

1. 脐膨出常合并心脏、消化系统异常等。

2. 30%~50% 的脐膨出与染色体异常有关,最常见的是 18 三体综合征、13 三体综合征,其次是三倍体、21 三体综合征和 Turner 综合征。仅包含肠管的小型脐膨出染色体异常的风险高于包含肝脏大型脐膨出。

3. 合并遗传综合征的风险也很高,比较常见的是 Beckwith-Wiedemann 综合征(脐膨出、巨舌、偏侧身体肥大、多囊肾等)。

【注意事项】

1. 较小脐膨出或孕周过大,胎儿体位遮挡,检出率明显下降,不容易检出。

2. 妊娠晚期,胎儿腹部受挤压,不要误诊为巨大脐膨出。

3. 发现脐膨出,应仔细检查胎儿心脏及其他结构有无异常,并行胎儿染色体检查。

【预后评估】

脐膨出合并多发性畸形、染色体异常及遗传综合征者预后差。未合并其他异常仅肠管膨出者,预后较好,若肝脏膨出,预后相对差一些。

二、腹裂

【概述】

腹裂(gastroschisis)是脐旁腹壁全层缺损,缺损部位大多数位于脐孔右侧,缺损小于 2cm,极少数位于左侧。腹腔内容物(多数情况下是肠管,偶尔是胃)经腹壁缺损处突出体外,漂浮于羊水中,表面没有皮肤及膜覆盖。由于腹壁缺损造成胎儿甲胎蛋白的大量漏出,70% 母体血清甲胎蛋白明显升高。

腹裂的发病率约 1∶3000 活产儿,多发生在年轻孕妇中。

【扫查切面】

腹部横切面、脐带腹壁入口处横切面。

【超声诊断要点】

1. 脐根部的右侧可见腹壁连续性中断,脐带与腹壁入口位置正常(图 6-4-3)。

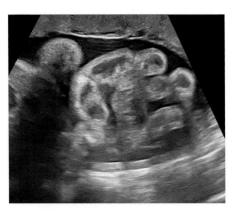

图 6-4-3　腹裂

妊娠 37^{+5} 周,腹壁前方肠管回声

2. 肠管等腹腔脏器位于腹壁外侧,漂浮于羊水中,表面无包膜覆盖。晚孕期有些病例会出现肠管扩张、肠壁水肿增厚,还有可能出现肠梗阻、肠系膜血管梗阻、肠壁坏死等穿孔并发症。

【鉴别诊断】

1. **脐膨出**　脐膨出为腹壁中线的缺损,膨出物有膜包绕,脐带附着在膨出物表面。

2. **体蒂异常**　常由于羊膜带综合征引起,是一种致死性多发性畸形,腹前壁缺损,肠管及其他腹腔脏器均暴露于体外,胎体紧贴胎盘,脐带无或很短,脊柱弯曲。

【相关异常】

腹裂常为单发性异常,但暴露于羊水中的肠管可能会发生肠壁增厚、肠管扩张、肠穿孔继发胎粪性腹膜炎等。染色体异常及遗传综合征的风险不增加。

【注意事项】

小型腹裂难以诊断。

【预后评估】

出生后外科手术,预后取决于保留的有功能的肠管长度,大部分预后良好。

三、体蒂异常

【概述】

体蒂异常(body stalk anomaly)的发生率约为 1:10 000 妊娠。体蒂异常累及多个器官系统,除了广泛前侧腹壁缺损外,还合并严重的脊柱侧弯、肢体畸形、颜面部颅脑畸形、消化系统畸形、泌尿生殖系统等多种畸形,无脐带或脐带很短。

【扫查切面】

腹部横切面、脊柱矢状切面、颜面部正中矢状切面等。

【超声诊断要点】

1. 大型腹壁缺损,肠管、肝脏等内脏均位于腹腔以外,位于羊膜腔内,突出的内脏与胎盘相贴;脐带极短或无脐带。

2. 胎儿体位固定,胎动极少,脊柱异常弯曲,表现为侧弯、前凸。

3. 常伴有肢体畸形,如马蹄内翻足、肢体缺如、关节异常弯曲等。内脏异常包括心脏畸形、消化道畸形、泌尿生殖系统畸形等;头面部异常包括脑膨出、唇裂等(图 6-4-4)。

【鉴别诊断】

1. 腹裂 腹壁缺损位于脐孔右侧,缺损一般小于2cm。常为肠管突出,腹壁脐带根部正常,腹裂常不合并其他部位的畸形。

2. 泄殖腔外翻 泄殖腔外翻以下腹壁缺损为主,未见膀胱,脐带附着部位偏低。

【相关异常】

体蒂异常不增加染色体异常及遗传综合征的风险。

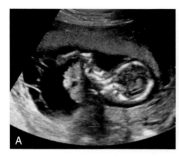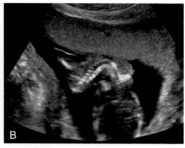

图 6-4-4 体蒂异常

A 妊娠 16^{+6} 周,肝脏、肠管位于腹腔外的羊膜腔内,无脐带;B. 胎儿体位固定,脊柱异常弯曲

【注意事项】

畸形累及多个器官系统,有时确诊困难。

【预后评估】

体蒂异常为致死性畸形,产前发现建议终止妊娠。

四、十二指肠闭锁或梗阻

【概述】

十二指肠闭锁或梗阻(duodenal atresia or obstruction)发病率为 1∶10 000~1∶2500 活产儿。大部分是十二指肠近端与远端之间完全闭锁,少部分是由于十二指肠肠腔内有膜或隔造成肠腔狭窄。

【扫查切面】

腹部横切面等。

【超声诊断要点】

1. 中孕晚期腹围切面出现典型的"双泡征",为扩张的胃泡及扩张的十二指肠上段,两者之间通过幽门管相通;妊娠 24 周前,十二指肠上段扩张不明显,可以无典型的"双泡征"。

2. 晚孕期可能出现羊水过多(图 6-4-5)。

3. 合并畸形时有其他相应声像图表现。

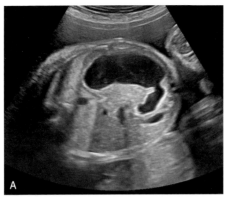

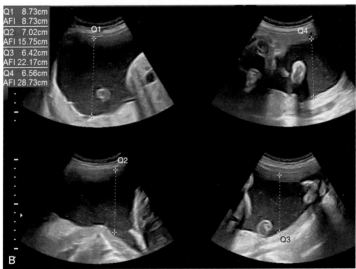

图 6-4-5　十二指肠闭锁或梗阻

A. 妊娠 30^{+6} 周，腹围切面见"双泡征"，左侧为扩张的胃泡，右侧为扩张的十二指肠上段，两者之间通过幽门管相通；B. 羊水指数 287.3mm

【鉴别诊断】

与上腹部中央及右侧的囊性占位进行鉴别，如胆总管囊肿、肠重复囊肿、肝内囊肿，鉴别要点在于观察胃泡与囊肿间是否相通。

【相关异常】

1. 20%~50% 的病例合并染色体异常,主要是 21 三体综合征,合并非染色体异常的遗传综合征风险不高。

2. 10%~20% 的病例合并其他器官系统的异常,主要为消化道、心脏等,也可能合并胆道闭锁、环状胰腺等,产前无法诊断。

【注意事项】

1. 十二指肠梗阻超声表现往往在中孕晚期趋于明显,有怀疑者建议随访。

2. 不合并羊水过多、十二指肠扩张不明显时诊断困难。

【预后评估】

单纯十二指肠梗阻出生后手术预后良好,合并其他畸形或染色体异常者预后不良。

五、小肠梗阻

【概述】

小肠梗阻(small bowel obstruction)发病率为 1:5000~1:2500 活产儿,病变部位可以是单个,也可以是多段小肠梗阻。小肠肠腔内有横膈或膜样组织将肠腔隔断,或者两段小肠之间完全闭锁。

【扫查切面】

腹部多个横切面及矢状切面。

【超声诊断要点】

1. 超声表现为小肠梗阻近端肠管扩张,一般妊娠 25 周以前不明显,扩张的肠管之间相通。不同孕周小肠肠腔内径的正常值范围不同,妊娠 25 周时,肠管内径大于 7mm 时应注意随访,有小肠梗阻的可能;扩张肠段肠壁回声增强(图 6-4-6)。

2. 部分病例晚孕期可出现羊水过多。

【鉴别诊断】

1. 输尿管积水　输尿管积水往往合并同侧肾盂扩张,而小肠梗阻不合并肾盂扩张。

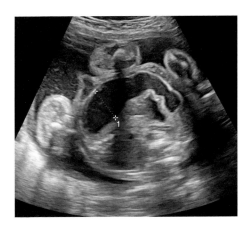

图 6-4-6　小肠梗阻

妊娠 26^{+3} 周，小肠内径宽 19.9mm，肠壁回声增强

2. 先天性囊性肾发育不良　一侧肾区见多房性囊性结构，囊肿之间互不相通。小肠梗阻扩张的肠管之间相通。

【相关异常】

小肠梗阻可能合并其他肠道畸形，包括肠旋转不良、腹裂等，可能继发胎粪性腹膜炎。很少合并其他器官系统畸形，亦很少合并染色体异常及遗传综合征。

【注意事项】

1. 超声诊断消化道梗阻是间接征象，产前诊断困难。肠管轻度扩张可以是正常胎儿消化道的一过性表现，需要动态随访肠管宽度。如果产前超声检查考虑小肠梗阻的可能，亦不能准确定位小肠梗阻的具体部位。

2. 中孕中期胎儿畸形筛查时发现肠管强回声，有可能是小肠梗阻的早期表现，应注意随访肠管宽度。

3. 胎儿消化道梗阻的位置越高，羊水过多出现的时间越早。低位消化道梗阻，羊水量可以正常。

【预后评估】

预后与分娩时孕周、有无合并其他异常及梗阻发生的部位有关。单纯性小肠梗阻预后较好，如果发生胎粪性腹膜炎、多段小肠闭锁或小肠呈"苹果皮"样闭锁,预后差。

六、胎粪性腹膜炎

【概述】

胎粪性腹膜炎(meconium peritonitis)发病率约 1∶3000 活产儿。胎儿肠梗阻、肠扭转或者肠壁血管受损、血栓形成时,肠壁发生穿孔,含有各种消化酶的无菌性胎粪通过肠壁的穿孔部位进入腹腔,引起腹膜发生炎性反应和腹水渗出,造成腹腔内形成假性囊肿。大量的纤维素渗出和纤维母细胞增生,造成腹腔脏器广泛粘连;黏稠的胎粪堆积在穿孔的周围与腹腔炎性渗出液混合,又受胰液的影响,钙质沉淀形成腹腔内散在弥散分布的钙化斑。胎粪性腹膜炎不增加胎儿染色体异常及遗传综合征的风险。

【扫查切面】

腹部多个横切面及矢状切面。

【超声诊断要点】

1. 肠梗阻肠管扩张,一旦发生肠穿孔,肠管扩张消失,腹腔内出现游离液体。

2. 腹水不明显时,腹腔内肠管、大网膜粘连形成强回声的团块,内部回声不均匀,在盆腹腔内、肠管表面、肝脏表面甚至膈肌表面见弥漫性散在粗大斑块状强回声。

3. 腹腔内游离液体形成包裹性积液,表现为形态不规则的假性囊肿(图 6-4-7)。

【鉴别诊断】

1. 单纯性腹部囊肿　腹腔囊性包块,包膜完整,形态规则,肝脏及肠壁处未见高回声斑,未见腹水征象。

2. 腹腔内强光斑　胎儿宫内感染,如巨细胞病毒、弓形虫感染时,腹腔内也会出现散在强光斑及少量腹腔积液,但一般情况下,腹腔积液较少,有时合并脑室扩张等表现。

3. 腹腔内实质性肿瘤,比如畸胎瘤,血管瘤等,肿瘤一般边界清晰,不合并腹腔积液。

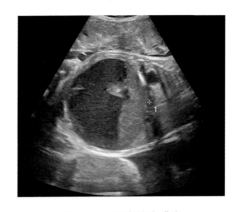

图 6-4-7 胎粪性腹膜炎

妊娠 37 周,腹腔内包裹性积液形成的假性囊肿,同时合并羊水过多

【相关异常】

染色体异常及遗传综合征的风险不增加。

【注意事项】

造成的原因不同,胎粪性腹膜炎超声表现多样,不是每个病例均能观察到不同阶段典型的声像图表现,不典型的病例有时产前难以确诊。

【预后评估】

预后差别很大,取决于引起胎粪性腹膜炎的原因及严重程度。

第五节 泌 尿 系 统

一、肾缺如

肾缺如(renal agenesis)又称肾不发育。可发生在单侧或双侧,单侧肾缺如在活产儿中发生率约为 1∶2000,左侧缺如多见,男性多于女性。双侧肾缺如发生率约为 1∶5000。

【扫查切面】

双肾横切面、脊柱旁矢状切面和冠状切面。

【超声诊断要点】

1. 单侧肾缺如肾区未见肾脏组织回声,肾上腺平躺,彩色多普勒超声未见腹主动脉肾动脉分支。对侧肾脏代偿性增大,膀胱显示,羊水量正常(图6-5-1)。

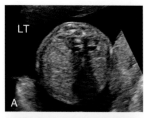
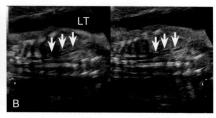

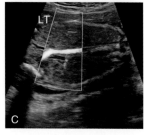

图 6-5-1   左侧肾缺如

A. 妊娠 22^{+1} 周,左肾区未见肾脏组织回声;B. 左肾上腺平躺(箭头);C.彩色超声未见腹主动脉左肾动脉分支。LT:左侧

2. 双侧肾缺如   双侧肾区观察不到肾脏回声,双侧肾上腺平躺,彩色多普勒超声未见腹主动脉双肾动脉分支。膀胱不显示。妊娠 17 周后出现羊水过少(图6-5-2)。

【鉴别诊断】

异位肾:腰椎前方肾区未见肾脏回声,肾上腺平躺,在膀胱上方的盆腔内见肾脏回声,有时彩色多普勒可显示盆腔肾动脉发自髂动脉。

【相关异常】

1. 合并其他器官异常最常见的是生殖系统畸形。

2. 肾缺如大部分是散发的,合并染色体异常的风险比较低,主要是 18 三体综合征。

3. 大约 10% 的病例有合并遗传综合征的风险,比较常见的有:Fraser 综合征,为常染色体隐性遗传,主要表现为肾缺如、喉闭锁、隐眼、多指(趾)等。VACTERAL 综合征,脊柱畸

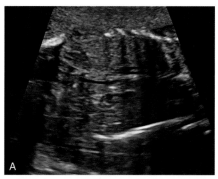

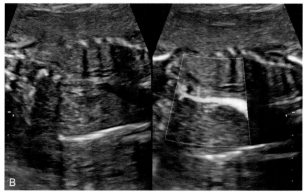

图 6-5-2　双肾缺如

A.妊娠 25 周,双侧肾区未见肾脏组织回声,双侧肾上腺平躺;B.彩色超声未见腹主动脉双侧肾动脉分支

形、直肠肛门闭锁、心脏畸形、气管食管瘘、肾脏畸形、肢体畸形等。

【注意事项】

1. 双侧肾缺如大多合并羊水过少,羊水过少增加了超声检查的困难。

2. 孕周较小;肾窝处肾上腺或肠管回声与肾脏相似,易误诊为双肾。

3. 进行性肾发育不良中孕期可表现为肾脏正常,但晚孕期或出生后呈肾缺如表现。

4. 肾脏异常最常合并生殖系统异常,但产前难发现。

【预后评估】

单侧肾缺如不合并其他畸形者预后良好,双侧肾缺如为致死性畸形。

二、胎儿肾脏多囊性疾病

胎儿肾脏多囊性疾病(fetal kidney polycystic disease)是常见的先天性肾脏发育异常,分为4型,即常染色体隐性遗传多囊肾病(Potter Ⅰ型)、多囊性肾发育不良(Potter Ⅱ型)、常染色体显性遗传多囊肾病(Potter Ⅲ型)、梗阻性囊性发育不良肾(Potter Ⅳ型)。其产前超声表现各不相同,病因及预后也各不相同,部分是致死性的,必须尽早诊断,及时干预。

(一)常染色体隐性遗传多囊肾病

常染色体隐性遗传多囊肾病(autosomal recessive polycystic kidney disease,ARPKD),又称 Potter Ⅰ型,由 6p21*PKHD1* 基因突变引起,发病率为 1∶40 000~1∶20 000,病变累及肾脏和肝脏的范围不同,临床症状出现的时间及严重程度亦有所不同,根据症状出现的时间又分为:胎儿型、新生儿型、婴儿型、幼年型。

【扫查切面】

胎儿肾脏矢状切面、横切面、冠状切面。

【超声诊断要点】

1. 胎儿型 ARPKD 一般从妊娠 24 周开始出现双侧肾脏对称性、均匀性增大,弥漫性回声增强,皮质髓质之间没有明显分界,观察不到肾盂(图 6-5-3);典型的巨大肾脏往往出现在晚孕期或妊娠末期。

2. 观察不到膀胱。

3. 从妊娠 16 周开始,出现严重羊水过少。

【鉴别诊断】

1. 常染色体显性遗传多囊肾病　膀胱显示,羊水量正常,皮质髓质分界清晰,往往有家族史。

2. Meckel-Gruber 综合征　双肾增大,观察不到膀胱,羊

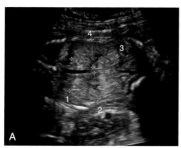 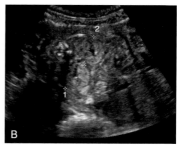

图 6-5-3 胎儿型多囊肾

A. 妊娠 26^{+2} 周,双肾冠状切面;B. 双肾横切面,均为双侧肾脏增大,回声增强

水过少。合并的畸形主要包括中枢神经系统畸形(枕部脑膨出、小头畸形、胼胝体缺失、Dandy-Walker 综合征等)、轴后多指(趾)等。基因突变位点为 17q21-24 以及 11q13,为常染色体隐性遗传病。

【相关异常】

1. 单基因疾病,不增加染色体异常及遗传综合征风险。

2. 合并肝纤维化,肝纤维化程度与肾脏病变程度呈反比,肾脏病变越严重,肝纤维化程度越轻。

3. 由于妊娠中晚期羊水过少,导致胎儿肺发育不良。

【注意事项】

1. 若病变只累及一部分肾单位,超声声像图特征不典型,产前难以诊断。

2. 合并的肝脏门脉、间质纤维化及胆管增生,产前无法发现。

【预后评估】

1. 胎儿型及新生儿型因肺发育不良在新生儿期死亡。

2. 婴儿型及幼年型临床表现为慢性肾功能衰竭、肝纤维化及门静脉高压,出现肾功能衰竭时需要做肾脏移植。

3. 本病为常染色体隐性遗传性疾病,若父母双方携带相关异常基因,再发风险率约为 25%。

(二) 多囊性肾发育不良

多囊性肾发育不良(multicystic dysplastic kidney, MCDK),即 Potter Ⅱ型。本病常为散发性,无遗传性,发病率 1:5000~1:1000 活产儿,75%~80% 发生在单侧,少数发生在肾脏的一部分或双侧肾脏。

【扫查切面】

胎儿肾脏矢状切面、横切面、冠状切面。

【超声诊断要点】

肾脏失去正常的形态,表现为多个大小不等、互不相通的囊泡,与回声增强的肾实质混合,观察不到正常的肾盂,肾脏的大小取决于囊泡的大小及数量(图 6-5-4)。

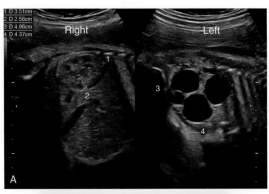

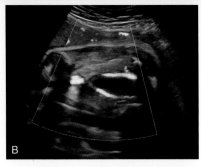

图 6-5-4　多囊性肾发育不良

A. 妊娠 29^{+3} 周,右肾正常(Right),左侧多囊性肾发育不良(Left);B. 膀胱显示

【鉴别诊断】

肾盂积水:肾盂积水周边小囊为扩张的肾盏,均与肾盂相通,且肾脏的形态正常,周边有正常的肾皮质可进行区别。

【相关异常】

1. 一侧肾脏为多囊性肾发育不良,对侧肾脏发育异常的风险增加,包括重复肾、肾盂输尿管连接部梗阻等。

2. 双侧多囊性肾发育不良染色体异常的风险增加,主要是 18 三体综合征。

【注意事项】

多囊性肾发育不良多在中孕期诊断,早孕期难以诊断。

【预后评估】

双侧多囊性肾发育不良,因宫内羊水过少导致胎儿肺发育不良,多在新生儿期窒息死亡。单侧多囊性肾发育不良预后良好。

(三)常染色体显性遗传多囊肾病

常染色体显性遗传多囊肾病(autosomal dominant polycystic kidney disease,ADPKD)即 Potter Ⅲ 型,是一种常染色体显性遗传病,由于第 16 号染色体上 *PKD1* 及 *PKD2* 基因突变引起,发生率约占 1∶1000 活产儿。

【扫查切面】

胎儿肾脏矢状切面、横切面及冠状切面。

【超声诊断要点】

1. 双侧肾脏轻度到中度增大,皮质回声增强,皮质髓质分界清晰(图 6-5-5)。

2. 膀胱显示,羊水量可正常或略减少。

【鉴别诊断】

ARPKD:双肾体积增大更明显,回声增强,皮质髓质分界不清,膀胱不显示,羊水过少。不同遗传方式亦有助于鉴别诊断。

【相关异常】

ADPKD 为单基因遗传病,不增加染色体异常的风险。也

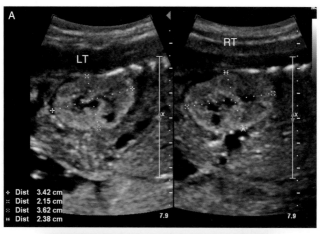

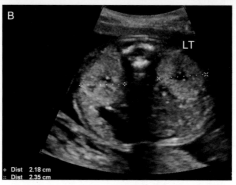

图 6-5-5　常染色体显性遗传多囊肾病

妊娠 24^{+5} 周,双肾中度增大,回声增强,皮质髓质分界清晰。A. 双肾矢状切面;B. 双肾横切面。LT:左侧;RT:右侧

可合并多囊肝,但胎儿期间诊断困难。

【注意事项】

1. 多有家族史,父母一方患病,则子女患病风险为 50%,如果孕妇夫妻双方肾脏检查时发现多囊性改变,更能支持 ADPKD 的诊断。

2. ADPKD 在胎儿期肾脏可以无异常发现。

【预后评估】

多数在 30~50 岁开始出现临床症状,50 岁之后出现高血

压和肾功能不全。本病再发风险约为 50%。在胎儿期发现预后差。

(四) 梗阻性囊性发育不良肾

梗阻性囊性发育不良肾(obstructive cystic dysplasia)又称为肾囊性发育不良(renal cystic dysplasia)(即 Potter Ⅳ型,是由于早孕期严重的尿道梗阻所致的肾脏发育异常,多数发生在双侧肾脏。

【扫查切面】

胎儿肾脏矢状切面、横切面、冠状切面。

【超声诊断要点】

1. 肾脏体积缩小,肾皮质内见囊性结构,正常皮质成分显示不清,肾实质回声增强。

2. 膀胱壁增厚,羊水过少(图 6-5-6)。

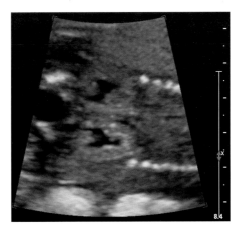

图 6-5-6　梗阻性囊性发育不良肾

妊娠 16 周,双肾偏小,回声增强

【鉴别诊断】

1. ADPKD　都表现为肾实质回声增强,皮质内见囊性结构,但 ADPKD 肾脏体积中度增大,羊水量正常,遗传模式有助于鉴别诊断。

2. 肾盂积水　肾脏体积及回声正常,羊水量正常。而囊性肾发育不良肾脏体积小,肾皮质回声增强,羊水过少。

【预后评估】

双侧病变者预后不良,与肾发育不良的严重程度有关,严重的病例由于胎儿肺发育不良,胎儿或新生儿期可能死于呼吸窘迫。存活者则发展为高血压及肾功能衰竭。

三、泌尿道扩张

泌尿道扩张包括肾盂扩张、肾盂输尿管扩张以及膀胱扩张,可由泌尿道梗阻以及非梗阻性原因等引起。常见的原因有肾盂输尿管连接部梗阻、膀胱输尿管连接部梗阻、重复肾、后尿道瓣膜、膀胱输尿管反流等。

(一) 肾盂扩张

肾盂扩张的发生率约 1∶500 活产儿,肾盂输尿管连接部梗阻(ureteropelvic junction obstruction,UPJO)是肾盂扩张最常见原因,男性多于女性,左侧多于右侧,双侧约占 10%。

【扫查切面】

胎儿肾脏矢状切面、横切面及冠状切面。

【超声诊断要点】

1. 双侧肾横切面　测量肾盂前后径,中孕期 >5mm,晚孕期 >10mm,考虑为肾盂扩张。

2. 肾盂扩张可以表现为一侧或双侧,轻度仅表现为肾盂扩张,中度肾盂积水表现为肾盂肾盏扩张,重度肾盂积水表现为肾盏展平,肾皮质变薄(图 6-5-7)。

【鉴别诊断】

1. 单纯性肾囊肿　与集合系统、肾盏不相通。其余部分肾脏皮质髓质回声正常。

2. 多囊性肾发育不良　肾脏体积往往较大,失去正常肾脏形态,且各囊泡间互不相通。

【相关异常】

1. 对侧肾脏异常的风险增加,包括肾发育不良,异位肾等。

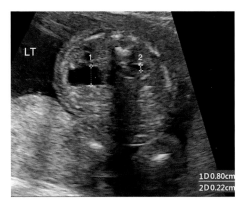

图 6-5-7　左侧肾盂扩张

妊娠 22^{+6} 周,左侧肾盂前后径 8.0mm,右侧肾盂前后径 2.2mm。LT:左侧

2. 单独肾盂扩张,不增加染色体异常及遗传综合征的风险。

【注意事项】

1. 超声评价肾盂扩张需要考虑扩张的程度、单侧还是双侧、开始的时间、羊水量等。

2. 发现肾盂扩张,产前应注意动态随访。

【预后评估】

本病预后取决于梗阻发生的时间、严重程度、单侧还是双侧,以及是否合并其他畸形。单纯性轻度肾盂扩张大部分预后良好,如果合并肾盂输尿管连接部梗阻或膀胱输尿管反流者出生后需要随访或者手术治疗。

(二) 肾盂输尿管扩张

肾盂扩张合并输尿管扩张主要是由于膀胱输尿管连接部梗阻、膀胱输尿管反流、异位输尿管开口或者输尿管疝等造成的梗阻。

【扫查切面】

胎儿肾脏矢状切面、横切面及冠状切面,输尿管长轴切面。

【超声诊断要点】

1. 输尿管扩张表现为管状、扭曲的无回声区,从肾盂输尿管连接部到膀胱后方,常合并同侧肾盂扩张(图 6-5-8)。

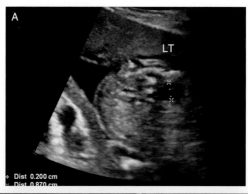

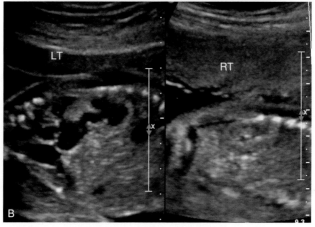

图 6-5-8　左侧肾盂输尿管扩张

A. 妊娠 22^{+4} 周,左侧肾盂前后径 2.0mm,右侧肾盂前后径 8.7mm;B. 左侧肾盂输尿管扩张。LT:左侧;RT:右侧

2. 如果发生在单侧,膀胱及羊水量正常。

【相关异常】

单侧肾盂输尿管积水,对侧肾脏异常的风险增加。

【鉴别诊断】

1. 重复肾是一侧肾脏存在两个集合系统,分别连接两条输尿管。下肾盂的输尿管与膀胱接连部位正常,上肾盂的输尿管与膀胱连接的位置较低,异位输尿管开口形成膀胱内输尿管疝,重复肾常表现为一侧输尿管扩张合并上肾盂扩张,但

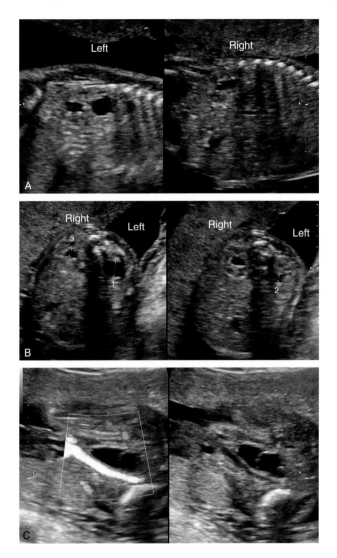

图 6-5-9　左侧重复肾

A. 妊娠 23^{+1} 周, 左侧重复肾, 上肾盂扩张; B. 左侧上肾盂宽 7.6mm, 下肾盂宽 4.1mm; C. 膀胱内见输尿管疝

不是所有的重复肾都出现输尿管扩张(图 6-5-9)。

2. 双侧肾盂输尿管扩张需要与尿道梗阻进行鉴别, 尿道梗阻除了双侧肾盂输尿管扩张外,还合并膀胱增大,羊水过少。

【注意事项】

1. 正常输尿管超声声像图上难以显示,怀疑输尿管扩张时,注意观察肾盂扩张以及对侧肾脏及输尿管有无扩张,膀胱内有无输尿管疝。

2. 重复肾不合并肾盂扩张时,产前诊断困难。

3. 妊娠期动态随访肾盂输尿管扩张情况及羊水量。

【预后评估】

单侧肾盂输尿管积水,预后较好,部分病例出生后需要手术治疗。

（三）膀胱扩张

膀胱扩张发生率为 1:4000~1:2000 活产儿。发生的原因很多,可以是梗阻性或非梗阻性。梗阻性主要包括后尿道瓣膜(发生于男性胎儿)、尿道梗阻或闭锁、泄殖腔异常等;非梗阻性主要包括神经源性膀胱或者合并染色体异常。

【扫查切面】

胎儿肾脏矢状切面、横切面及冠状切面、输尿管长轴切面、盆腔正中矢状切面。

【超声诊断要点】

1. 膀胱增大,膀胱壁增厚。有时观察到膀胱颈及尿道近端扩张,呈"钥匙孔"样改变,由于膀胱内压力增加,造成双侧肾盂输尿管扩张(图 6-5-10)。

2. 妊娠 11~13^{+6} 周,膀胱矢状径线正常值小于 7mm,在 7~15mm 之间,染色体异常的风险增加;大于 15mm 时,诊断为膀胱扩张。早孕期尿道闭锁时,可导致膀胱显著增大,占据腹腔大部分,膈肌上抬,腹壁菲薄,缺乏腹壁肌肉层。称为"梅干腹"综合征。中孕期起羊水减少直至羊水过少(图 6-5-11)。

3. 尿道不完全梗阻,比如后尿道瓣膜,羊水量正常或减少。

4. 妊娠早期尿道闭锁时,双肾皮质回声增强,皮质周围

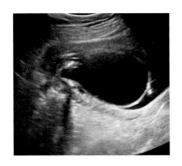

图 6-5-10 尿道闭锁,膀胱扩张

妊娠16周,膀胱扩张,膀胱颈及尿道近端扩张,呈"钥匙孔"样改变

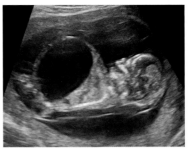

图 6-5-11 "梅干腹"综合征

妊娠14^{+5}周,膀胱显著增大,膈肌上抬,腹壁菲薄

小的囊性结构、膀胱、输尿管、肾盂扩张,严重羊水过少,最后发展为梗阻性囊性发育不良肾。

【鉴别诊断】

后尿道瓣膜与严重的膀胱输尿管反流都表现为膀胱扩张及肾盂输尿管扩张,但后尿道瓣膜的特征性表现还包括膀胱壁增厚及尿道近端扩张。

【相关异常】

1. 染色体异常的风险相对较高,常见的有18三体综合征、13三体综合征、21三体综合征,占8%~20%。

2. 遗传综合征的风险相对较高,如:巨膀胱-小结肠-肠蠕动不良综合征(megabladder microcolon delayed peristalsis syndrome)。

【注意事项】

1. 有时病理性膀胱扩张难以与生理性扩张鉴别,需要动态观察。

2. 超声检查无法评价肾功能。

3. 泌尿系统疾病,妊娠14~16周前羊水量可以正常。

4. 肾盂扩张往往更多出现在不完全性尿道闭锁;完全性尿道闭锁,由于肾脏发展为梗阻性发育不良肾,肾脏功能明显下降,尿液产生减少,合并泌尿系统扩张的概率反而下降。

5. 梗阻性泌尿系统病变是一个比较长的动态变化过程,

在发现泌尿系统扩张初期时无法预测最后的结局,产前需要随访泌尿系统结构及羊水量的变化。

【预后评估】

预后取决于造成膀胱扩张的原因,如果妊娠 24 周前出现双侧肾脏回声增强及羊水过少,预后差。

第六节　骨骼系统异常

一、骨发育不良性疾病

【概述】

胎儿骨骼系统畸形发生率约 1：5000,包括两大类疾病:一是累及全身骨骼系统的骨发育不良性疾病,另一是局限性的骨骼畸形,包括残肢畸形,脊椎畸形等。其中骨发育不良性疾病在初生儿的发病率为(2.4~4)：10 000,而在胎儿期的发病率约 7.5：10 000,占围产儿死亡因素的 0.9%。目前产前超声诊断的重点在于分辨是致死性还是非致死性的骨发育不良,为产前咨询提供关键信息,帮助孕妇决定胎儿的去留。

【扫查方法及要点】

胎儿骨骼系统疾病的超声检查强调有序、仔细、全面。从头颅到脊柱,从上臂到手、从大腿到足。因胎儿全身骨骼各部分形态各异,一个甚至数个切面都无法全面显示异常骨骼信息,通常需要从多角度进行动态扫查,有条件时建议对可疑病灶进行三维超声成像。

【超声诊断要点】

致死性的骨发育不良疾病具有如下共同特征:

1. 四肢长骨严重短小　孕 24 周前出现,四肢长骨长度小于正常胎儿预测值的 4 倍标准差。

2. 胸廓严重发育不良,双肺发育不良　胸廓狭小,表现为胸围 < 第 5 百分位数,股骨长度 / 腹围(FL/AC)<0.16,心胸

比 >0.6 等。

3. 伴随症状　可伴有胎儿头颅形态异常、皮肤水肿等。

【鉴别诊断】

常见的致死性骨骼发育不良性疾病包括致死性侏儒(thanatophoric dysplasia,TD)、成骨发育不全Ⅱ型(osteogenesis imperfect Ⅱ,OI Ⅱ)、软骨发育不全(achondrogenesis)、先天性低磷酸酶血症(hypophosphatasia)、致死性短肋多指综合征(lethal short-rib polydactyly syndrome)、肢体屈曲症(campomelic dysplasia)、点状骨骺软骨发育不良(chondrodysplasia punctate)。此 7 种致死性骨发育障碍疾病的超声特征,遗传方式及可能涉及的基因分述如下:

1. 致死性侏儒　最常见,发病率约 1/6000,为常染色体显性遗传,与成纤维细胞生长因子受体突变有关。

超声特征:

(1) 极短的长骨,呈电话筒征。

(2) 胸廓窄,肺发育不良。

(3) 大头,前额突出,眼距宽。

(4) 脊柱扁平,皮皱褶多。

(5) 脑室扩张,脑发育异常,心脏或者肾脏结构异常。

又分为两种亚型:Ⅰ型表现为头大、前额突、股骨弯曲;而Ⅱ型具有特征性三叶草样的头颅,其股骨没有弯曲(图 6-6-1)。

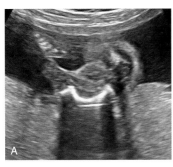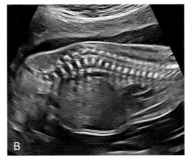

图 6-6-1　致死性侏儒超声特征

A. 长骨短,呈电话筒征;B. 胸廓狭窄

2. 成骨发育不全Ⅱ型　发病率约 1/25 000。常染色体显性遗传,其发病机制与编码胶原(collagen)的基因突变有关,致骨脆性增加,骨质易碎。涉及的基因不同,胶原缺乏的程度不同,共有 9 种类型,其中Ⅱ型为致死性。

超声特征:

(1) 肢体短,长骨短而粗,多发性骨折声像。

(2) 颅骨骨化不良,头颅骨薄,头软,超声探头对头部略加压,即可见胎头变形。

(3) 肋骨短,多发性骨折(图 6-6-2)。

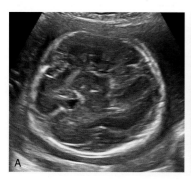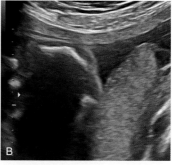

图 6-6-2　成骨发育不全Ⅱ型超声特征

A. 长骨短,多发骨折;B. 颅骨骨化不良

3. 软骨发育不全　发病率 1/43 000,分为Ⅰ、Ⅱ型,其中Ⅰ型占 20%,为常染色体隐性遗传,Ⅱ型占 80%,为常染色体显性遗传。Ⅰ型的分为Ⅰa、Ⅰb,其遗传机制分别为:Ⅰa 型遗传机制未明;Ⅰb 型为硫酸盐转移因子(*DTDST*)突变;Ⅱ型为Ⅱ型胶原突变(*COL2A1*)。

超声特征:

(1) 长骨短。

(2) 胸廓狭窄,肺发育不良,伴(Ⅰ型)/ 不伴(Ⅱ型)肋骨骨折,胸廓呈铃状 / 桶状。

(3) 颅骨骨化异常:头软(Ⅰ型)/ 正常(Ⅱ型)。

(4) 脊柱骨化不良:椎骨变小,甚至消失,Ⅰ型明显(图6-6-3)。

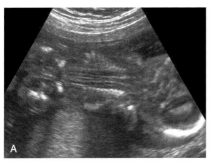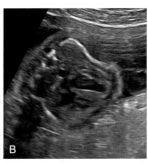

图 6-6-3 软骨发育不全超声特征

A. 脊椎全程不骨化;B. 胸廓窄呈铃状

4. 先天性低磷酸酶血症 发病率为 1/100 000,常染色体显性遗传或常染色体隐性遗传,与碱性磷酸酶基因突变有关,出现低磷酸酶血症,极度的骨化过少,其表现如佝偻病,围产期的低磷酸酶血症为致死性因素。临床检验胎儿脐带血血钙高可提供重要诊断信息。

超声特征:

(1) 极度短肢,<-4SD。

(2) 胸廓小。

(3) 头骨化低,头软。

(4) 脊柱骨化低,呈节段性,以胸段明显(图 6-6-4)。

成骨发育不全Ⅱ型、软骨发育不全、先天性低磷酸酶血症病变特征均表现为长骨短,不同程度的骨折及全身骨骼骨化不良,难以鉴别,但是依其骨化的程度不同,有无特定部位及骨折的严重程度等特征,或有助于进一步鉴别诊断(表 6-6-1)。

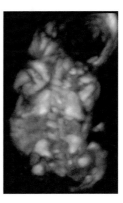

图 6-6-4 先天性低磷酸酶血症脊椎节段性骨化不良

表 6-6-1 成骨发育不全 Ⅱ 型、软骨发育不全、
先天性低磷酸酶血症超声特征鉴别

	成骨发育不全 Ⅱ 型	软骨发育不全	先天性低磷酸酶血症
骨密度低	+++	+	+++
颅骨钙化差	+++	+	+++
椎骨骨化(特定部位)	−	全程不骨化	特定胸椎以上不骨化
骨折程度	+++	+	+
骨弯	+++	+	+
长骨形态	短,宽	短,正常宽	短,小
杯状骨干骺端	−	+	+++
异常钙化形成骨刺	−	−	++

致死性短肋多指综合征、肢体屈曲症及点状骨骺软骨发育不良此 3 种致死性骨发育障碍性疾病的发生率低,非常罕见。此 3 种疾病除了有致死性骨发育障碍疾病的共同特征外,还各具特有的超声特征,可作为重要的诊断线索。其超声特征分述如下:

5. 致死性短肋多指综合征 常染色体隐性遗传。

超声特征:

(1) 严重短肢。

(2) 严重短肋,胸廓窄。

(3) 多指(趾)。

其中(2)(3)可作为特有的诊断线索(图 6-6-5)。

6. 肢体屈曲症 常染色体显性遗传,其独特超声特征为胫骨向前弯,并腓骨短为主要特征。

超声特征:

(1) 长骨短,中段明显。

(2) 轻度或中度骨弯曲,以下肢明显,胫骨向前弯,并腓骨短为主要特征。

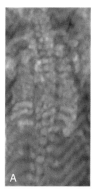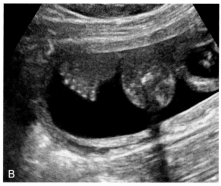

图 6-6-5　致死性短肋多指综合征超声特征

A. 肋骨短,窄胸;B. 多指

（3）手指指节短,内翻足。

（4）小下颌,耳低置。

（5）胸廓小,呈铃状。

（6）锁骨及肩胛骨发育不良。

其中(2)(6)可作为特有的超声诊断线索。

7. 点状骨骺软骨发育不良　常染色体隐性遗传;干骺端软骨点状钙化是其特有超声征象。

超声特征：

（1）中度短肢体,近心端明显。

（2）明显软骨点状钙化,常见于干骺端。

（3）小下颌。

（4）小头畸形(合并严重的脑发育不良,致死)。

其中(2)(4)可作为超声诊断线索。

【注意事项】

1. 对骨发育障碍性疾病的产前诊断敏感率仍徘徊在 40%~60%,超声检查仅能对 31%~39% 的某些特定疾病类型做出判断,而 40%~49% 的病例超声不能做出明确的疾病类型的诊断,另外 17%~21% 的病例为误诊骨发育障碍性疾病。产前超声可区别致死性还是非致死性骨发育不良,其准确性可达 92%~96%。

2. **诊断难点**　胎儿骨骼发育不良疾病总体发生率低、类型繁多、遗传机制各异、症状重叠、命名分类复杂等,其产前超声诊断存在很大困难,尤其无法对其进行准确分类、分型。

3. **影响因素**　以长骨缩短为主要表现的非致死性骨发育不良的产前超声诊断十分困难,许多生理性或家族性的骨骼短与骨发育障碍疾病无法鉴别。另外产前诊断还受检查孕周、胎位、胎儿手及足的位置和姿势、羊水等情况的影响。孕周太小、孕妇腹壁过厚、羊水过少时诊断较为困难。

4. **产前超声难以诊断的异常**　迟发型的骨骼发育不良。

【预后评估】

致死性骨骼发育不良预后差,产前发现,建议终止妊娠。

非致死性骨骼发育不良患儿出生后多能存活,患儿可能身材较正常同龄儿童矮小,但智力可正常。

二、残肢畸形

胎儿肢体的缺陷种类繁多,按照欧盟先天异常登记系统(EUROCAT)的肢体畸形分类法将病变分为横形肢体缺陷、纵形肢体缺陷、裂手(足)畸形、多指(趾)、并指(趾)等类型。染色体异常、单基因病变、血管阻塞、母亲疾病、药物及环境致畸因素的接触均可能与胎儿肢体的缺陷有关。胎儿肢体缺陷发生率为活产儿的(6~21.1)/10 000,其中大约 50% 病例为单纯性病变,13% 合并其他病变,30% 为综合征病变。

(一) 横形肢体缺陷

【概述】

横形肢体缺陷(transverse limb defect)表现为截断平面以远肢体完全缺失。横形肢体缺陷的发生率为(3.5~6.9):10 000,其发病率较纵形肢体缺陷稍高。目前认为肢体横形缺陷与胎儿早期严重缺氧、羊膜带综合征、血管损伤、孕妇吸烟、服用支气管扩张药及非甾体抗炎药、染色体和基因异常有关。

【扫查方法及要点】

胎儿肢体畸形的超声检查特别强调有序、仔细,从上臂到手、从大腿到足。从肩胛骨向上臂、前臂扫查,显示上臂内完整的肱骨、前臂内尺骨、桡骨,然后显示手部;从骨盆向大腿、小腿扫查,显示大腿内完整的股骨、小腿内胫骨、腓骨,然后显示足底。

【超声诊断要点】

1. 在截肢平面以上的肢体可显示,截断平面以下的肢体不显示　如上臂水平截肢,超声仅显示近段上臂及其内残存肱骨,该肢体远侧缺如;肘关节水平截肢,超声可显示完整的肱骨,前臂及手缺失。下肢部分截肢的表现与上肢一样,在截肢平面以下的肢体缺失而不显示。

2. 羊膜带引起的截肢,断端常不整齐、不规则,骨回声可突出于软组织,同时可显示羊膜带及其他畸形,如脑膨出、腹裂等。

【相关异常】

由羊膜带综合征引起的截肢,常合并多发异常。

【注意事项】

1. 产前检出率　横形肢体缺陷的产前超声检出率为55%,其中多数为完全性肢体缺失。复杂性病变由于合并其他异常,其肢体异常检出率较单纯性高。单纯性病变及手足缺陷产前检出率低,仅 1/3 的单纯性病例可以在产前检出,其中以完全性肢体缺失、海豹肢畸形为主,手足缺指(趾)的检出率最低,几乎为零。

2. 诊断难点　由于胎儿宫内姿势多变,胎儿手、足显示困难,尤其是手部的显示受位置及姿势的影响,指(趾)的病变产前超声诊断难度异常大,因此目前不列为常规检查诊断的内容。

3. 影响因素　胎儿肢体的检查受检查孕周、胎儿胎位、胎儿手及足的位置、羊水、胎动等情况的影响。孕周太小、孕周太大且胎位固定于正枕前位或正枕后位、孕妇腹壁过厚、羊水过少、胎儿四肢位于超声窗远场时难以检查及诊断。

4. 产前超声难以发现的异常　单纯指(趾)缺如;羊膜带综合征中肢体末端缺如。

【预后评估】

横形肢体缺陷较少合并其他畸形,单纯横形肢体缺陷预后好,出生后可选择安装假肢改善生活质量。

(二)纵形肢体缺陷

【概述】

纵形肢体缺陷(longitudinal limb reduction defect)表现为纵行肢体的缺失,缺失平面以远结构存在,形态可正常或不正常。

纵形肢体缺陷原因不明,可能与染色体及基因异常有关,孕初期服用华法林、沙利度胺、可卡因、丙戊酸等药物,或孕期进行包括绒毛穿刺等的宫腔操作,及孕期X线辐射、装修污染、苯、汞、铅等重金属接触史等增加发生的风险。

纵形肢体缺陷的种类繁多,缺失的部位可有:①肱骨或股骨纵形缺陷;②尺骨、桡骨或胫骨、腓骨纵形缺陷;③手(足)骨骼纵形缺陷;④混合型纵形缺陷:如海豹肢畸形。

【扫查方法及要点】

胎儿肢体畸形的超声检查强调仔细扫查每一根长骨,上臂内的肱骨、前臂内的尺骨、桡骨;大腿内的股骨、小腿内的胫骨、腓骨。

【超声诊断要点】

1. 肱骨或股骨纵形缺陷

(1) 肱骨部分或完全缺失,前臂及手存在。

(2) 股骨部分或完全缺失,小腿及足存在。

2. 尺骨发育不全或缺如

(1) 前臂细小、短缩并向尺侧倾斜。

(2) 桡骨头脱位,前臂旋转功能受限,可同时有腕骨缺如。

3. 先天性桡骨发育不全或缺如

(1) 桡骨短小或未显示。

(2) 手腕桡偏畸形。

(3) 拇指缺如。

(4) 单侧或双侧 (图 6-6-6)。

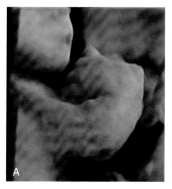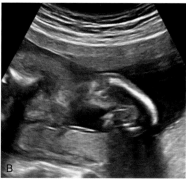

图 6-6-6 先天性桡骨缺如超声特征

4. 胫骨发育不良

(1) 胫骨部分或完全缺失。

(2) 足存在,可正常或不正常。

(3) 小腿短缩及弯曲畸形伴有膝关节异常。

(4) 胫骨远端发育不良,小腿短缩、足内翻、外踝突出。

5. 先天性腓骨缺如或发育不全

(1) 腓骨短小或缺如。

(2) 胫骨弯曲。

(3) 足内翻,足下垂。

(4) 单侧或双侧。

6. 手(足)骨骼纵形缺陷 腕骨、跗骨、掌骨或跖骨部分缺失,指(趾)可正常或异常。

7. 混合型纵形缺陷 如海豹肢畸形。完全型海豹肢畸形患儿没有臂和(或)腿,手和足直接连在躯干上。部分性海豹肢畸形可表现为上臂或大腿缺失,前臂及手或小腿及足直接连于躯干,也可表现为前臂或小腿缺失,手或足直接连于上臂或大腿。未分类型海豹肢畸形肱骨近段缺失,桡骨缺失,肱骨近段缺失,尺桡骨融合,肱骨部分缺失并与尺桡骨融合。

肢体的纵行缺陷常合并其他异常,报道合并其他畸形率12%~83%,伴有的综合征:18 三体综合征、心手综合征(Holt-Oram syndrome)、血小板减少 - 桡骨缺失综合征(thrombocytopenia absent radius syndrome,TARS)、VACTERAL 综合征、Robert-SC 海豹肢畸形等。

【鉴别诊断】

主要是与各类纵行肢体缺陷相关的综合征的鉴别诊断,但产前鉴别各类型十分困难。

【注意事项】

1. 产前检出率　欧盟先天异常登记系统(EUROCAT)提供 1996 年 7 月至 1998 年 12 月数据统计,欧洲纵形肢体缺陷的发生率约为 2.8：100 000。纵形肢体缺陷的产前超声检出率不高,EUROCAT 提供 2000 年数据统计,欧洲单纯性纵形肢体缺陷的产前超声检出率仅约为 8.3%,若合并异常其检出率可达 57.1%。

2. 诊断难点　肢体纵行缺陷合并其他异常时,可伴有各种综合征,诊断难度较大;与手、足相关的肢体纵行缺陷产前难以诊断。

3. 影响因素　产前超声诊断受检查孕周、胎儿胎位、胎儿手及足的位置、羊水、胎动等情况的影响。孕周太小、孕周太大且胎位固定于正枕前位或正枕后位、孕妇腹壁过厚、羊水过少、胎儿四肢位于超声窗远场时难以检查及诊断。

4. 产前超声难以发现的异常　手、足的腕骨、跗骨、掌骨或跖骨的缺失。

【预后评估】

纵形肢体缺陷常合并相关的异常综合征,需要进一步检查心脏的结构、血小板及染色体或基因检测用以排除,胎儿预后除了取决于相关的肢体功能受限,还取决于是否合并其他畸形。

三、脊椎病变

【概述】

先天性脊椎病变包括由于各种因素导致胎儿脊柱椎体发育不良,包括椎体形成障碍(Winter 分型 Ⅰ 型)、椎体分节不良(Ⅱ 型)以及既有形成障碍又有分节不良的混合型(Ⅲ 型)。椎体形成障碍导致半椎体、蝴蝶椎等。产前超声对椎体异常的检出率很低,只有引起明显的胎儿脊柱侧弯或后凸畸形,才可能被产前超声发现。而对椎体异常具体类型的准确诊断更是困难,不仅因受限于胎位、胎儿大小等影响,更是因为多种病变常常共同存在,因此当产前超声检查因脊柱侧弯而发现异常时,常以"椎体节段发育异常"为诊断。椎体异常的发生率在活产儿中占(0.5~1)/1000,胸椎 60%,胸腰椎 20%,腰椎 11%,腰骶椎 5%。先天性椎体畸形可以单发,也可多种椎体畸形同时存在。合并肋骨畸形时引起胸廓畸形,进而导致肺发育不良,患儿出生后则可能出现呼吸窘迫而死亡,另外20%~40% 合并泌尿生殖系统的异常,10%~15% 合并先天性心脏病。

半椎体畸形(hemivertebra deformity)是指一侧椎体(可以是左侧、右侧、腹侧、背侧)发育障碍而形成的椎体畸形,表现为半个椎体发育,另半个不发育、缺失,多数合并脊柱侧弯。半椎体畸形是椎体畸形中发生率最高的一种椎体异常,为活产儿的(1~10)/10 000。

【扫查切面】

脊柱矢状切面、脊柱横切面、脊柱冠状切面。

【超声诊断要点】

1. 在脊柱矢状切面病变椎体回声模糊或缺失,后侧半椎体时可见脊柱后凸。

2. 冠状切面可见病变椎体呈圆形、卵圆形、楔形或三角形,比正常椎体小,左右半椎体可见脊柱侧弯或成角畸形;局部椎弓不对称。

3. 横切面显示椎体变小，呈楔形、形态不规则或边缘模糊（图 6-6-7）。

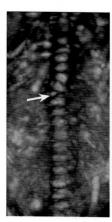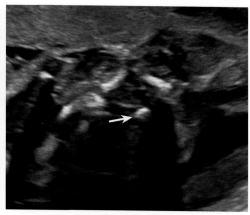

图 6-6-7　半椎体畸形（箭头）产前超声声像

【鉴别诊断】

需要在脊柱不同切面综合分析椎体及椎弓的情况，以准确判断病变类型。但产前超声受限于胎位、胎儿大小等影响，对椎体异常具体类型的诊断与鉴别诊断非常困难。半椎体畸形，其椎体为三角形或楔形，但一侧椎弓缺损，椎弓只有单侧；而蝴蝶椎为脊椎前部的融合障碍性疾病，不对称的未融合的两部分椎体因椎体较小常不易发现，而另一部分表现为三角形或楔形的椎体在超声上虽易与半椎体混淆，在理想状态下，若可观察到其椎弓为双侧，可资鉴别。

【相关异常】

1. 染色体异常的风险不增加。

2. 有些遗传综合征合并脊柱异常，主要包括 VACTERAL 综合征（脊柱畸形、直肠肛门闭锁、心脏畸形、气管食管瘘、肾脏畸形、肢体畸形），OEIS 综合征（脐膨出、泄殖腔外翻、肛门闭锁、脊柱畸形）等。

【注意事项】

1. 产前检出率　产前超声对椎体异常的检出率很低,只有引起明显的胎儿脊柱侧弯、后凸畸形或合并其他畸形才可能被产前超声发现,侧弯不明显者产前难以发现和诊断。

2. 诊断难点　产前诊断脊椎异常,需要在脊柱不同切面扫查,通过综合分析椎体及椎弓的情况,以判断病变类型,然而其准确判断受限于胎位、胎儿大小等影响,更因不同的病变常常合并存在,而增加准确判断的难度。

3. 影响因素　病灶的检出与否取决于胎儿脊柱的位置,另外检查孕周、羊水等情况均影响检出率。孕周太小、孕周太大且胎位固定于正骶后位或正枕后位、孕妇腹壁过厚、羊水过少时难以诊断。

4. 产前超声难以发现的异常　不合并脊柱侧弯畸形的椎体发育异常。

【预后评估】

50% 椎体畸形会缓慢发展,25% 迅速发展,只有 25% 保持稳定,出生后大部分先天性脊柱畸形进行性加重并且需要手术治疗,非手术治疗价值有限。无合并畸形以及无脊柱侧弯或后凸的椎体发育不良预后良好。

第七节　胎儿生长受限

【概述】

胎儿生长受限(fetal growth restriction,FGR)是指估计胎儿体重低于同孕周的第 10 百分位数,发生率为 3%~7%,与死胎、死产、新生儿死亡以及围产儿发病率增加有关,亦是出生后成年发生 II 型糖尿病及高血压的原因之一。发生 FGR 的病因复杂,胎盘、胎儿、孕妇、外界因素等均可使胎儿未达到其生物学生长潜能导致生长受限。其中胎盘功能不良是导致 FGR 的重要因素。发生在妊娠 32 周以前为早发型 FGR,发生在妊娠 32 周以后为晚发型 FGR。产前及时发现 FGR、宫内监护、选择合适的分娩时机是减少不良妊娠结局的重要手段。评价指标主要包括动态观察胎儿生长径线、羊水量、胎心率的变化、动脉及静脉多普勒指标等。超声观察指标及随访频率在不同国家不同地区之间缺乏统一的标准。

【扫查切面】

双顶径切面、头围切面、腹围切面、股骨长轴切面、最大羊水池切面、多普勒血流图和频谱图。

【超声诊断要点】

1. 核对孕周　早孕期根据头臀长评估孕周,中孕期根据头围估算孕龄。

2. 结合胎儿双顶径、头围、腹围、股骨长度测量指标根据超声仪器内的软件得出估计胎儿体重(estimated fetal weight,EFW),参考相应孕周正常值范围,小于 10 百分位数可考虑有 FGR 的可能。

3. 中孕期和晚孕期间隔 3~4 周的胎儿系列生长超声,测量双顶径、头围、腹围、股骨长度,参考相应孕周正常值范围做出判断,观察胎儿的生长速度,同时了解有无羊水过少。

4. 多普勒指标是了解胎儿、胎盘功能的重要手段,常用的指标有:脐动脉、大脑中动脉、静脉导管等。

(1)脐动脉:是了解胎盘功能的重要指标。当胎盘功能不良时,会出现舒张期血流降低、缺失甚至倒置,脐动脉搏动指数增高。晚孕期出现脐动脉舒张期血流缺失或倒置时,围产儿预后不良的可能性增加。当胎儿 EFW 小于 10 百分位数时,建议每 1~2 周测量脐动脉多普勒指标;当脐动脉多普勒指标出现异常时,建议每周测量 2 次(图 6-7-1,图 6-7-2)。

(2)大脑中动脉:胎儿宫内缺氧时,由于脑保护效应,出现大脑中动脉舒张期血流增加,搏动指数降低(图 6-7-3)。

(3)静脉导管:严重 FGR 常合并胎儿心血管功能的改变,心前静脉的血流模式取决于心脏的顺应性、收缩力及后负荷,常用静脉导管多普勒指标。心房收缩波(a 波)降低、缺失甚至倒置提示胎儿心脏功能受损(图 6-7-4)。

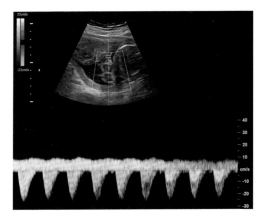

图 6-7-1　脐动脉多普勒舒张期血流缺失

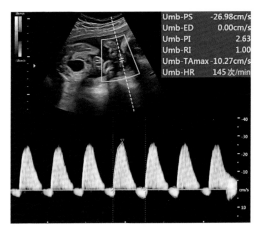

图 6-7-2　脐动脉舒张期血流倒置

【鉴别诊断】

FGR 与小于胎龄儿(small for gestational age,SGA)产前很难完全区分开来。SGA 是指胎儿体格及体重较小,但无器官功能障碍,预后良好。FGR 系指因多种因素导致未达到应有的遗传学生长潜能,可同时伴有母胎多普勒血流异常、胎儿器官功能异常,预后不良的可能性大。

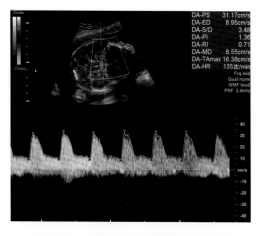

图 6-7-3　大脑中动脉舒张期血流增加

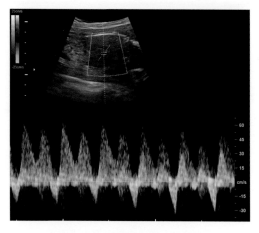

图 6-7-4　静脉导管 a 波倒置

【注意事项】

1. 产前检出率 12%~50%,总检出率约为 31%。FGR 死胎发生率约为 16.7%,产前发现的 FGR 死胎发生率为 9.7%,未经产前发现的 FGR 死胎发生率为 18.2%。

2. 胎儿生长超声测量 BPD、HC、AC、FL 预测胎儿体重误差高达 20% 以上。

3. 多普勒指标的准确测量受多种因素的影响，比如胎儿体位、胎心率、胎动等。

4. 多普勒参数包括 PI、RI、S/D。国际多数母胎医学中心采用 PI 作为胎儿多普勒检测的血流参数。每一孕周应使用与之对应的第 95 百分位数作为多普勒参数正常值上限。

【预后评估】

严重 FGR 胎儿可发生胎死宫内，脐动脉舒张末期血流消失或反向增加了胎儿不良预后的发生。

第七章 双胎妊娠并发症

第一节 选择性胎儿生长受限

【概述】

选择性胎儿生长受限(selective fetal growth restriction,sFGR),或称双胎之一胎儿生长受限,或选择性宫内生长迟缓(selective intrauterine growth retardation,sIUGR),是指双胎之一估计体重小于第10百分位数,两个胎儿估计体重的差别大于25%。两个胎儿估计体重差别的计算公式为:[(大胎儿体重 – 小胎儿体重)×100]/大胎儿体重。sFGR发生在单绒毛膜双胎中,可能是由于胎盘脐血管分配不均所致。

【扫查切面】

两个胎儿的头围、腹围、股骨长度测量;两个羊膜囊的最大羊水池深度,脐动脉PI、RI及S/D;大脑中动脉PI、RI;必要时观察静脉导管频谱。

【超声诊断要点】

1. 根据测得的头围、腹围及股骨长度,估测胎儿体重。sFGR胎儿体重小于相应孕周的第10百分位数,与另一胎相比,两胎的体重差别大于25%。

2. sFGR胎儿可能羊水偏少或羊水过少。

3. 脐动脉阻力增高,严重者舒张期血流缺失或反流。在单绒毛膜双胎妊娠中,根据脐动脉频谱,sFGR可分为三型。Ⅰ型:脐动脉舒张期血流存在(图7-1-1)。Ⅱ型:脐动脉舒张期血

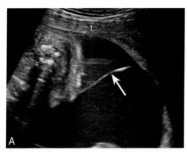
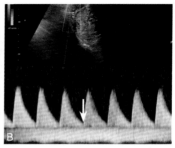
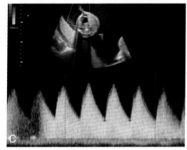

图 7-1-1　单绒毛膜双羊膜囊双胎选择性胎儿生长受限 I 型

妊娠 26^{+2} 周。A. 箭头所示为羊膜分隔,一胎羊水偏少(测量键);B. 该胎儿脐动脉舒张末期流速偏低(箭头);C. 另一胎脐动脉血流阻力正常

流缺失或反流(图 7-1-2)。Ⅲ 型:间歇性或周期性脐动脉舒张期血流缺失或反流(图 7-1-3)。

4. 其他血管血流特点　大脑中动脉呈高流低阻现象,舒张期血流增高,PI 及 RI 降低。严重 sFGR 胎儿静脉导管心房收缩期正向血流流速降低、缺失或反流。

5. 超声随访频率　胎儿径线每 2 周随访 1 次;多普勒血流的随访则根据孕周及 sFGR 的严重程度,随访频率从每 2 周 1 次增加至每周 1 次甚至每周 2 次;必要时每 2~3 天随访一次。

【鉴别诊断】

1. 双胎输血综合征　一胎羊水过多;另一胎羊水过少。

2. 双胎之一畸形　胎儿畸形可能合并胎儿小及羊水少,但有结构异常。

【注意事项】

1. 少数病例的各项测值可能介于 sFGR、TTTS、TAPS 的

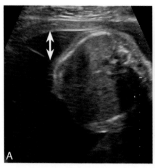

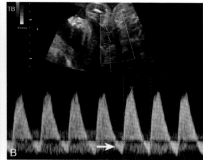

图 7-1-2　单绒毛膜双羊膜囊双胎选择性胎儿生长受限Ⅱ型

妊娠 27^{+4} 周。A. 一胎羊水少（双向箭头）；B. 该胎儿脐动脉舒张末期血液反流（箭头）；C. 另一胎脐动脉血流正常

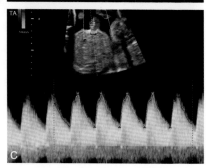

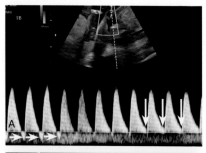

图 7-1-3　单绒毛膜双羊膜囊双胎选择性胎儿生长受限Ⅲ型

妊娠 27^{+1} 周。A.sFGR 胎儿脐动脉频谱前面数个周期舒张末期血液反流（横向箭头），后渐渐呈舒张末期血流缺失，后面数个周期舒张期血流可见（向下箭头）；B. 同一病例，正常胎儿脐动脉血流正常

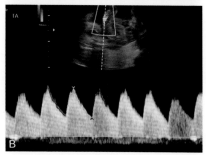

临界,可互相转化,需要密切随访观察其发展趋向,及时予以鉴别诊断。

2. 两个胎儿相互位置的干扰常常导致获取标准平面困难,将影响测值。

【预后评估】

与单胎一样,sFGR 越严重预后则越差,可导致早产、低体重儿、低 Apgar 评分、呼吸窘迫、脑损伤,甚至宫内死亡。在单绒毛膜双胎中,一胎死亡可能引起另一胎死亡、脑损伤或其他脏器损伤。单绒毛膜双胎 sFGR Ⅲ型的病例,还会发生不可预测的突然死亡。

第二节　双胎输血综合征

【概述】

双胎输血综合征(twin to twin transfusion syndrome,TTTS),是单绒毛膜双胎妊娠的特有并发症,发生率 10%~15%。其病理解剖基础是共用胎盘深部存在较多的单向动脉 - 静脉吻合支,引发一胎的血液流向另一胎,导致一胎失血而另一胎血容量过多。失血的胎儿称"供血儿";接受血液的胎儿称"受血儿"。供血儿径线小、血容量不足、血压降低、肾脏灌注不足羊水过少;受血儿径线大、血容量过多、血压过高、尿多、羊水过多、心脏负荷增加。严重 TTTS 两个胎儿都可能死亡。不管哪一胎先死亡,死亡后血压降至零,两胎间的吻合血管引起另一胎突发性大量失血,或是继之死亡,或是造成脏器损伤如脑损伤。

【扫查切面】

分别测量两个胎儿的生长径线、羊膜囊的最大羊水池深度;观察两个胎儿的膀胱是否可见;分别测量两个胎儿的脐动脉及大脑中动脉的多普勒指标,必要时测量受血儿的心胸比例,观察是否存在三尖瓣反流、胎儿水肿、心包积液或胸腹腔积液,测量静脉导管血流频谱。

【超声诊断要点】

1. 单绒毛膜双羊膜囊双胎。

2. 供血儿羊水过少或无羊水、膀胱消失、径线小、脐动脉舒张期血流降低、缺失或反流；受血儿羊水过多、膀胱过大、径线大、心脏增大、三尖瓣反流、严重时胎儿水肿。

3. 最大羊水池深度　正常值为 2~8cm。<2cm 为羊水过少；>8cm 为羊水过多。

4. Quintero 分期　Ⅰ期：供血儿羊水过少，受血儿羊水过多；Ⅱ期：供血儿膀胱空虚，受血儿膀胱过度充盈；Ⅲ期：任何一胎出现多普勒异常，包括脐动脉舒张末期血流缺失或反流、静脉导管血流异常等；Ⅳ期：任何一胎出现水肿（图 7-2-1）；Ⅴ期：胎儿死亡（表 7-2-1）。

【鉴别诊断】

1. 选择性胎儿生长受限　也表现为两胎径线不一致，小胎儿羊水少。但选择性胎儿生长受限的另一胎不存在羊水过多、膀胱过大、心脏增大或水肿。

2. 双胎之一胎儿畸形合并羊水量异常　泌尿道畸形可引起羊水过少；消化道等畸形可引起羊水过多。鉴别要点是另一胎不存在 TTTS 的改变。

3. 双胎之一胎膜早破　胎膜早破导致羊水过少，但膀胱可显示，脐血流也正常。另一胎无高血容量血流动力学改变。

【注意事项】

1. 两胎儿体重差异是一个常见的现象，但不是诊断要点。

2. Quintero 分期是临床上普遍采用的诊断 TTTS 并判断其严重程度的标准，TTTS 的进展无固定模式，因此在临床应用时需要注意。

3. TTTS 可发生在任何孕周，但多数在妊娠 15~26 周，应对所有的单绒毛膜双胎从 16 周开始筛查 TTTS，每 2 周复查 1 次。

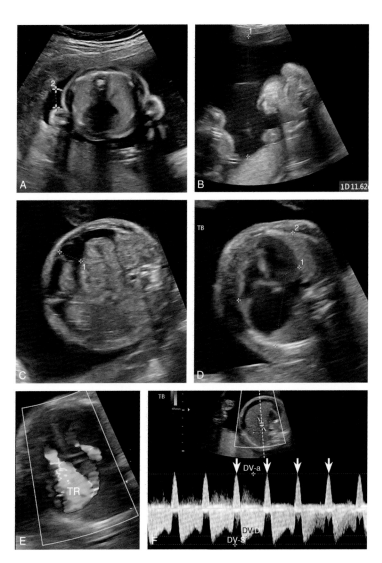

图 7-2-1 双胎输血综合征Ⅳ期

妊娠 24^{+3} 周。A.供血儿羊水过少(测量键);B.受血儿严重羊水过多(测量键);C.受血儿腹水(测量键);D.受血儿心脏增大;E.受血儿大量三尖瓣反流(TR);F.受血儿静脉导管反流(箭头)

表 7-2-1   Quintero 双胎输血综合征分期

分期	羊水过多/ 羊水过少	供血儿膀胱消失	异常 多普勒	水肿	死亡
I	+				
II	+	+			
III	+	+	+		
IV	+	+	+	+	
V	+	+	+	+	+

【预后评估】

TTTS 不治疗,胎儿死亡率高达 90%,存活患儿致残率超过 50%。

第三节   双胎贫血-多血序列征

【概述】

双胎贫血-多血序列征(twin anemia-polycythemia sequence, TAPS)是单绒毛膜双羊膜囊双胎的特有并发症,为两个胎儿的血管通过胎盘内细小的动-静脉吻合,发生缓慢输血导致血红蛋白含量差异。发生率约 5%,其病理解剖基础为胎盘内存在微小的动-静脉吻合(<1mm)。失血的胎儿称"供血儿",接受血液的胎儿称"受血儿"。严重贫血可发生胎儿水肿,甚至宫内死亡。

【扫查切面】

颅底 Willis 环切面测量大脑中动脉。观察有无胎儿水肿、心包积液或胸腹腔积液。

【超声诊断要点】

1. 大脑中动脉收缩期峰值流速(middle cerebral artery peak systolic velocity, MCA-PSV)差异:供血儿 MCA-PSV>1.5 中位数倍数(multiple of median, MoM),受血儿 MCA-PSV<1.0MoM。

2. 分期　见表 7-3-1。

表 7-3-1　TAPS 分期

分期	产前超声	产后(血红蛋白差异 g/dl)
I	供血儿 MCA-PSV>1.5MoM,受血儿 MCA-PSV<1.0MoM	>8.0
II	供血儿 MCA-PSV>1.7MoM,受血儿 MCA-PSV<0.8MoM	>11.0
III	I 期或 II 期合并多普勒异常(脐动脉舒张末期血流缺失或反流,静脉导管 a 波缺失或反流,脐静脉出现搏动性血流)	>14.0
IV	胎儿水肿	>17.0
V	胎儿死亡	>20.0

【鉴别诊断】

1. TTTS　TAPS IV 期贫血儿出现水肿时与 TTTS IV 期的水肿受血儿极其相似。鉴别要点是 TTTS 的另一胎羊水过少、膀胱空虚。

2. 双胎其中一胎水肿　引起胎儿水肿原因很多,与 TAPS 的鉴别要点是另一胎不存在 MCA-PSV 降低。

【注意事项】

1. TAPS 的 I 期和 II 期仅有大脑中动脉峰值流速的变化,无胎儿径线、羊水量的异常,也无胎儿水肿,唯有测量 MCA-PSV 才能发现。

2. TAPS 的筛查　所有的单绒毛膜双胎从 20 周开始测量 MCA-PSV,每 2 周复查 1 次。

【预后评估】

20% 的 TAPS 可伴发神经系统发育迟缓或损伤。严重的 TAPS 可导致贫血儿宫内死亡,继发另一胎死亡或脏器损伤。

第四节 双胎反向动脉灌注序列征

【概述】

双胎反向动脉灌注序列征(twin reversed arterial perfusion sequence,TRAP)又称无心畸胎,是单绒毛膜双胎妊娠的一种罕见并发症,是指一个胎儿无心脏结构,其血供来自另一个正常胎儿的脐动脉分支。单绒毛膜双胎妊娠中约占 1%,所有妊娠中约占 1 : 35 000。

无心畸胎形成的原因不明。两个胎儿之间存在脐动脉 - 脐动脉吻合,其中一胎在胚胎早期就发生了脐动脉反灌注,影响了该胎儿的脏器分化与发育,也包括心脏。正常的一胎称泵血胎,反灌注一胎称无心胎。病理上,无心胎的结构畸形差别很大,从结构尚存在到无法辨认各器官;大小差别也非常悬殊,从类似小型的畸胎瘤到为泵血胎体积的两倍。由于无心胎接受的血供是来自泵血胎的低氧血,故胎块严重缺氧水肿。无心胎的畸形特点是:躯干上半身分化发育明显差于下半身,常为无头、无上肢,但胸腔以下躯干及下肢存在。

由于泵血胎的心脏承担了两个胎儿的血液循环,心脏负荷明显增加,严重者出现心力衰竭。

【扫查切面】

多切面扫查。

【超声诊断要点】

1. 单绒毛膜双胎妊娠中一胎儿形态、结构发育相对正常,另一胎儿呈现为一严重水肿的软组织团块,未见心脏结构及胎心搏动,极少数病例有心脏痕迹,可见微弱搏动。

2. 除了严重水肿、无心脏、器官缺如及严重畸形、内脏显示不清,无心畸胎常见以下几种类型:①无头无上肢,无胸腔器官;②小头,颅脑及面部发育极差;③无躯干;④无定型胎块(图 7-4-1)。

3. 彩色多普勒血流显像及频谱显示无心畸胎脐动脉为

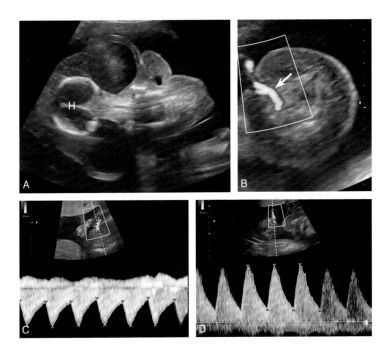

图 7-4-1　双胎反向动脉灌注序列征

妊娠 21^{+1} 周。A. 无心胎严重水肿伴大型水囊瘤；B. 脐动脉为入胎血流(箭头)；C. 多普勒频谱显示为入胎血流，阻力较低；D. 泵血胎脐动脉阻力高于无心胎脐动脉。H：胎头

入胎血流(图 7-4-1)。

4. 一旦泵血胎心脏负荷过重失代偿，表现为心脏增大、三尖瓣反流，甚至胎儿水肿、腹水。

【鉴别诊断】

1. 双胎之一宫内死亡　死胎不会继续生长，胎体内无彩色多普勒血流。

2. 无脑畸形　无脑儿有头部，有心脏及心脏搏动，脐动脉为离胎血流，少有严重水肿。

3. 胎盘表面肿瘤　位于胎盘内，向羊膜腔突起，肿瘤表面无独立的脐带。

【注意事项】

1. 一旦早孕期发现双胎之一"死亡"后,"死胎"径线继续增长,应高度怀疑此病。

2. 超声定期随访应关注无心胎的径线增长及泵血胎有无心衰。

【预后评估】

1. 无心胎与泵血胎体重比 >0.70,联合泵血胎心输出量增加、心胸比增加、充血性心力衰竭、羊水过多,提示结局不良。

2. 无心胎与泵血胎血管阻力指数差异 >0.20,可提示泵血胎妊娠结局较好,<0.05 则提示妊娠结局差。

3. 无心畸胎生长发育较快提示不良妊娠结局。

第五节　连 体 双 胎

【概述】

连体双胎(conjoined twins)非常罕见,发生率约为 1/100 000(约 1% 单绒毛膜双胎妊娠),仅发生于单羊膜囊双胎妊娠。

根据连体双胎连结的部位分类,最常见为胸腹部连胎,即双胎面对面,胸部和腹部之间联结,通常肝脏、心脏和肠结构相连,其他还有连头、连臀、连背等。非对称性连体双胎是指相连的 2 个胎儿大小发育极不相称,大的一胎称主胎,小的一个称寄生胎,可寄生于主胎的任何部位。

连体双胎不仅造成阴道分娩困难,还由于连结造成的各种严重异常和畸形,手术分体难度高,新生儿难以生存。

【扫查切面】

多切面扫查。

【超声诊断要点】

1. 已有可能早孕期超声诊断,较早期 2 个胎儿身体紧靠,胎动时两胎无法分开,但此时尚不能确诊,10 周后能观察到相连部位。

2. 中孕期起 2 个胎儿在宫内相对位置固定,胎动时亦不会发生改变。

3. 常伴胎儿体位异常,如颈部过度仰伸、脊柱异常弯曲、四肢位置奇特等。

4. 仔细观察能发现相连部位及相应的畸形(图 7-5-1)。

5. 腹部相连的双胎常常仅 1 条脐带,而内部血管多于 3条(图 7-5-1)。

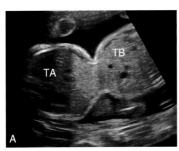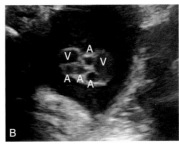

图 7-5-1　腹部连体双胎

妊娠 29^{+2} 周。A.2 个胎儿腹壁及肝脏相连。TA:twin A,胎儿 A;TB:twin B,胎儿 B;B.2 个胎儿共用 1 条脐带,内见 4 条脐动脉(A)及 2 条脐静脉(V)

【鉴别诊断】

1. 单胎严重畸形　紧密相连的连体双胎如同严重畸形的单胎。后者仔细观察各个脏器,无连体双胎特征。

2. 胎儿肿瘤　非对称性连体双胎有时酷似胎儿肿瘤,如口腔畸胎瘤、腹腔内肿瘤等。肿瘤内一般不会存在躯干或肢体片段,但有时鉴别仍然非常困难。

【注意事项】

1. 小于 10 周诊断连体双胎需慎重,由于 10 周前羊膜囊还较小,单羊膜囊非连体双胎的 2 个胎儿也会非常靠近。建议随访观察。

2. 晚孕期胎儿长大充满宫腔,空间相对不足,躯干肢体常紧靠一起,此时判断是否连体会很困难。

【预后评估】

预后取决于连体的严重程度及生后分体术的技术水平。连结越广泛,预后越差。大多数连体双胎会发生早产,40%~60%为死胎,35%生后 24 小时内死亡。分娩前详细的超声评估,必要时进行 MRI 检查,确定相连范围及畸形程度非常重要。

连体双胎应在胎儿医学转诊中心进行评估和咨询。分娩必须在具有生后医疗和外科手术专科的中心进行。绝大部分足月的连体双胎都需要剖宫产。

第八章　妊娠附属物异常

第一节　胎盘异常

一、前置胎盘

【概述】

前置胎盘(placenta praevia)指妊娠 28 周以后,胎盘附着于子宫下段,胎盘下缘低于胎儿先露部,达到或覆宫颈内口。是导致晚孕期阴道流血的常见原因。病因与既往子宫内膜损伤有关,高龄、既往剖宫产或流产史均为前置胎盘的高危因素。在晚孕期,前置胎盘的发生率为 0.5%~1%。

分为以下类型①完全性前置胎盘:胎盘完全覆盖宫颈内口;②部分性前置胎盘:胎盘下缘覆盖部分宫颈内口;③边缘性前置胎盘:胎盘附着于子宫下段,下缘达宫颈内口,但未覆盖宫颈内口;④低置胎盘:胎盘附着于子宫下段,边缘距宫颈内口小于 2cm。

【检查方法】

需明确胎盘与宫颈内口之间的关系,可经腹部、经阴道或经会阴进行扫查。经会阴或经阴道超声能更为清晰地显示宫颈内口和胎盘下缘,对前置胎盘诊断准确性优于经腹部超声,经会阴或经阴道超声检查需要孕妇排空膀胱,经腹部检查需要适量充盈膀胱,对诊断困难病例,可联合使用经腹部超声、经阴道及经会阴超声。

【超声诊断要点】

1. **完全性前置胎盘** 经腹部超声即可显示胎盘实质完全覆盖宫颈内口(图 8-1-1)。

2. **边缘性或部分性前置胎盘** 显示胎盘下缘达到或覆盖部分宫颈内口,这两种情况超声常难以明确区分,尤其在无宫颈扩张的情况下(图 8-1-2)。

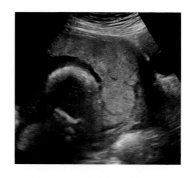

图 8-1-1 完全性前置胎盘

胎盘完全覆盖宫颈内口

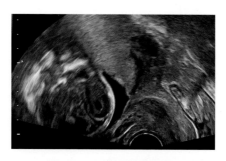

图 8-1-2 边缘性前置胎盘

胎盘位于子宫后壁,胎盘下缘达宫颈内口

3. **低置胎盘** 胎盘下缘距离宫颈内口 <2cm(图 8-1-3)。

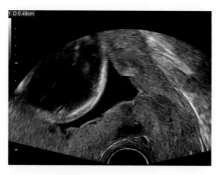

图 8-1-3 胎盘低置

胎盘位于子宫前壁下段,胎盘下缘距宫颈内口 4.8mm

【注意事项】

1. 随着妊娠进展,子宫下段形成,原来位置较低的胎盘会出现生理性上移,妊娠28周前不诊断前置胎盘。若妊娠28周前发现胎盘位置较低,建议动态随访。

2. 晚孕期胎头位置低时会影响对后壁胎盘的观察,建议经阴道超声或经会阴超声检查。

3. 经腹部超声检查时需孕妇适度充盈膀胱显示宫颈内口,了解胎盘下缘与宫颈内口之间的距离,若膀胱过度充盈可能导致假阴性诊断。

4. 侧壁胎盘易误诊为前置胎盘,可采取经宫颈内口的切面。

5. 子宫下段局限性收缩使该处肌壁明显增厚且突向羊膜腔,易产生宫颈内口上移假象,导致胎盘下缘至宫颈内口距离缩短的假象。

6. 超声不能明确诊断时,可以考虑进行磁共振检查。

【预后评估】

前置胎盘因分类不同、并发症不同而使临床表现轻重不同,胎儿围产期死亡率是正常妊娠的3~4倍。前置胎盘的并发症包括:

1. 母体方面　产前、产时、产后出血、合并植入性胎盘的风险增加、产褥感染的风险增加。

2. 胎儿方面　出血量多可导致胎儿宫内窘迫,甚至死亡,医源性早产率增加,围产儿发病率及死亡率增加。

二、植入性胎盘

【概述】

植入性胎盘(placenta accreta)指胎盘附着在子宫蜕膜发育不良或缺乏的区域,胎盘绒毛不同程度直接侵蚀子宫肌层。据报道,植入性胎盘的发生率从20世纪80年代的0.8‰增加到过去10年中3‰。既往子宫手术史(包括剖宫产、子宫肌瘤切除史、刮宫术等)、前置胎盘、高龄孕妇、多产等均是发生植入性胎盘危险因素。

根据胎盘植入子宫肌层的深度不同,可以分为 3 类:轻者胎盘绒毛接触子宫肌层;深者胎盘绒毛达子宫肌层,严重者绒毛穿透浆膜层,甚至侵及邻近器官。根据胎盘绒毛植入子宫肌层的面积又分为完全性及部分性。完全性植入胎盘是指整个胎盘完全植入子宫肌层;部分性植入胎盘是指部分胎盘绒毛植入子宫肌层。

【检查方法】

经腹部超声应完整扫查整个胎盘回声以及与子宫肌层之间的关系。若为剖宫产术后再次妊娠,可适度充盈膀胱,显示胎盘与子宫壁以及与宫颈内口的关系。必要时经阴道超声检查。

【超声诊断要点】

1. 胎盘增厚,内见较多不规则无回声腔隙,彩色多普勒超声显示内部丰富,呈旋涡状,常称作“胎盘陷窝”(图 8-1-4)。

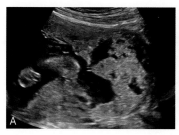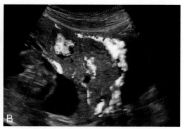

图 8-1-4　植入性胎盘

A.胎盘实质内不规则无回声区;B.胎盘实质内部血供丰富

2. 胎盘附着处子宫肌层变薄或消失,肌层内弓状动脉血流中断,不规则。胎盘后方低回声区部分或完全消失。

3. 胎盘穿透子宫浆膜层时,可见膀胱浆膜层强回声中断,有时可见回声不均的胎盘组织突向膀胱。

【鉴别诊断】

胎盘内血池(静脉池)易与胎盘陷窝混淆,胎盘血池表现为胎盘实质内部局限性无回声区,形态可变化,内部可见点状回声缓慢流动,常不能显示血流信号或检测到流速极低的静脉血流。胎盘后方的子宫肌层回声正常(图8-1-5)。

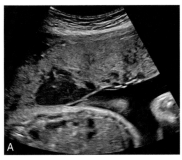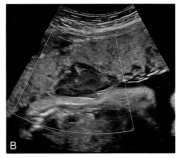

图8-1-5　胎盘内血池

A.胎盘实质内血池;B.彩色超声未显示明显彩色血流

【注意事项】

1. 若孕妇有以往剖宫产史,本次妊娠胎盘位于子宫前壁下段,下缘覆盖宫颈内口,植入性胎盘的可能性很大。

2. 对于非剖宫产瘢痕部位的植入性胎盘,超声诊断的敏感性很低。

3. 怀疑有植入性胎盘的可能,超声不能明确诊断时,可以考虑行磁共振检查。

【预后评估】

植入性胎盘可导致严重的产后出血及医源性早产,如果未及时行子宫切除及其他抢救措施,产妇可能发生弥散性血管内凝血,甚至死亡。

三、胎盘早剥

【概述】

胎盘早剥(placenta abruption)指妊娠20周后或分娩期,正常位置的胎盘在胎儿娩出前部分或全部从子宫壁剥离,发病率为0.2%~1%。主要的临床表现为阴道出血和腹痛,常伴有子宫高张性收缩、子宫压痛和胎心率异常。其发生与慢性高血压、重度子痫前期、腹部外伤、行外倒转等因素相关。主要病理改变是底蜕膜层出血。

根据出血方式不同,可以分为三类:显性剥离、隐性剥离及混合性剥离。

【检查方法】

经腹部超声,完整扫查整个胎盘,观察胎盘厚度、实质回声及胎盘后间隙。

【超声诊断要点】

1. 胎盘异常增厚变大,内部回声紊乱,无彩色血流显示。

2. 如果胎盘早剥面积较小,出血很快停止,数天后胎盘后方血肿呈无回声;体积可逐渐减小,内无血流信号(图 8-1-6)。

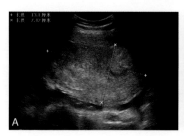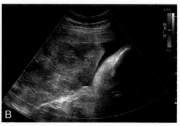

图 8-1-6 胎盘早剥

A. 胎盘明显增厚,内部回声紊乱;B. 无彩色血流显示

3. 如果胎盘剥离面过大,会出现胎儿宫内缺氧的表现,胎心率减慢甚至胎死宫内。

【鉴别诊断】

1. 胎盘后子宫肌瘤 团块形态呈圆形或类圆形,边界清楚,周边可探及环状或半环状血流信号。胎动及胎心率正常,孕妇无下腹痛、阴道出血等表现。

2. 其他原因造成的胎盘增厚,胎儿有时合并腹腔积液、水肿等表现。孕妇亦无下腹痛等主诉。

【注意事项】

1. 胎盘早剥很难看见胎盘后方的血肿回声,轻型胎盘早剥或者胎盘位于子宫后壁胎盘,超声难以诊断。

2. 胎盘早剥的超声征象多变,超声检出率低,因此在产前诊断中应重视临床表现和体征,若超声表现为阴性也不能完全排除胎盘早剥。

3. 怀疑胎盘早剥,超声不能明确诊断时,建议 MRI 进一步检查。

【预后评估】

预后取决于胎盘早剥的严重程度及孕周、孕妇是否得到及时有效的救治;如果剥离范围小、近足月,立即终止妊娠,一般母儿预后较好。若重型胎盘早剥抢救不及时,则会危及母儿生命。

四、胎盘绒毛膜血管瘤

【概述】

胎盘绒毛膜血管瘤(placental chorionic angioma)是一种较少见的胎盘内血管畸形,形成肿瘤样结构,一个或多个实质性肿块,圆形或椭圆形,边界清晰,较大的绒毛膜血管瘤可引起胎儿贫血、水肿甚至死亡。

【超声诊断要点】

1. 超声表现为胎盘内边界清晰、圆形或类圆形实质性包块,回声多低于胎盘组织,常位于脐带根部附近,突向羊膜腔。

2. 肿块周边或内部见条索状彩色血流,多普勒频谱为胎儿动脉血流。

3. 有时合并羊水过多(图 8-1-7)。

【鉴别诊断】

胎盘内血池:表现为胎盘实质内局限性无回声区,大小不一,一个或多个,内部可见点状回声缓慢流动,常不能显示血流信号或检测到流速极低的静脉血流。胎盘内血池不会引起胎儿贫血、水肿、羊水过多等表现。

【相关异常】

合并胎儿贫血时,胎儿大脑中动脉峰值流速增高。胎儿

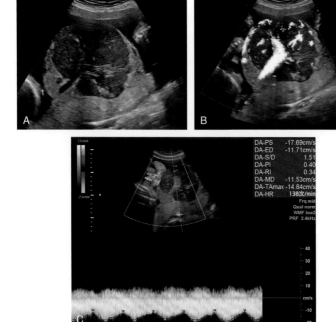

图 8-1-7   胎盘绒毛膜血管瘤

A.胎盘实质内见边界清晰的中低回声区,突向胎盘胎儿面;B.肿块内部
见条索状彩色血流;C.多普勒频谱为胎儿动脉频谱

发生充血性心力衰竭时,出现水肿、心胸比例增大、三尖瓣反流、腹腔积液等。

【注意事项】

1. 小的胎盘绒毛膜血管瘤容易漏诊。

2. 定期随访肿块大小、羊水量、胎儿大脑中动脉峰值流速、心脏功能等。怀疑胎儿有严重贫血、孕周较小时,可考虑做脐血穿刺了解胎儿有无贫血,并宫内输血,尽可能延长妊娠时间。

【预后评估】

小型绒毛膜血管瘤对胎儿影响不大,如果胎盘绒毛膜血管瘤体积较大,血供丰富,引起胎儿贫血、水肿,发生心衰时,预后较差。如果合并羊水过多,可能会增加胎膜早破早产的风险。

第二节 脐带异常

脐带(umbilical cord)是连接胎儿与胎盘的条索状组织,脐带表面有羊膜覆盖,内有一条脐静脉和两条脐动脉,脐血管周围有脐带胶质,有保护脐血管的作用。脐带是母体与胎儿气体交换、营养物质供应和代谢产物排出的重要通道。脐带受压使血流受阻时,可致胎儿缺氧,甚至危及胎儿生命。

【扫查切面】

脐带纵轴切面、脐带横切面、盆腔膀胱水平横切面。

【正常声像图表现】

漂浮在羊水中的脐带较易观察到,沿脐带走行对脐带进行长轴切面及横切面扫查,纵切面呈三条并行且相互螺旋的管腔结构。其中一条较粗者为脐静脉,CDFI 显示静脉血流频谱信号,另两条较细者为脐动脉,CDFI 显示动脉血流频谱信号(图 8-2-1)。脐带横切面呈类似"品"字形管腔结构(图 8-2-2)。

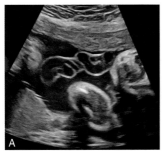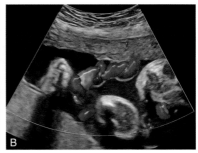

图 8-2-1 脐带纵切面

A. 灰阶图;B. 彩色血流图

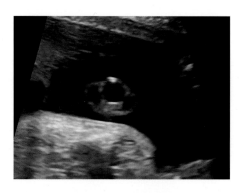

图 8-2-2　脐带横切面

一、单脐动脉

【概述】

单脐动脉是指脐带内只有 1 条脐动脉和 1 条脐静脉,较常见,发生率约为 1%。

【超声诊断要点】

脐带纵切面显示 2 条管腔结构,横切面见 2 个管腔,呈"吕"字形,其中偏粗者为脐静脉,偏细者为脐动脉。正常情况下,在膀胱左右两侧各显示 1 条脐动脉,单脐动脉时,仅在膀胱一侧显示脐动脉(图 8-2-3,图 8-2-4)。

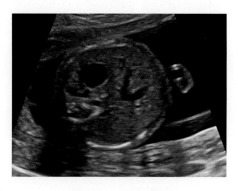

图 8-2-3　单脐动脉

脐带横切面,呈"吕"字形

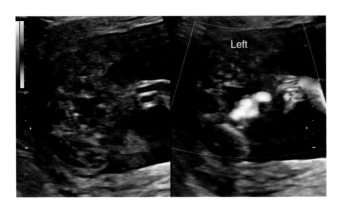

图 8-2-4　单脐动脉

单脐动脉长轴切面仅见 1 条脐动脉和 1 条脐静脉;彩色多普勒超声仅在膀胱一侧显示脐动脉。Left:左侧

【相关异常】

1. 单脐动脉可以是单发的,也可以合并其他畸形,主要为心血管、骨骼、消化道、泌尿生殖系统等。

2. 染色体异常的风险增加,主要是 18 三体综合征及 13 三体综合征,合并胎儿生长受限的风险也增加。

【注意事项】

1. 发现单脐动脉,需仔细观察胎儿其他器官,排除其他畸形。

2. 单纯性单脐动脉临床预后好。

二、血管前置

【概述】

血管前置(vasa previa)发生率约 1∶2500,是指脐血管分支位于胎先露的下方,无胎盘及脐带胶质的保护,爬行于宫颈内口上方的胎膜上。一旦胎膜破裂导致脐血管撕裂出血,会引起胎儿短时间内大量出血,胎儿很快死亡。脐带帆状附着、双叶或多叶胎盘、副胎盘、多胎妊娠等较易出现脐血管前置。

【超声诊断要点】

凡是帆状胎盘、双叶胎盘、副胎盘等,均需要观察宫颈内口上方有无脐血管经过。脐血管前置二维超声难以发现,需采用 CDFI 观察脐带分支走行,若观察到脐带血管分支沿子宫下段向下行走跨过宫内口,多普勒超声显示胎儿心率频谱,即可明确诊断。

常常需要经阴道彩色多普勒超声诊断(图 8-2-5)。

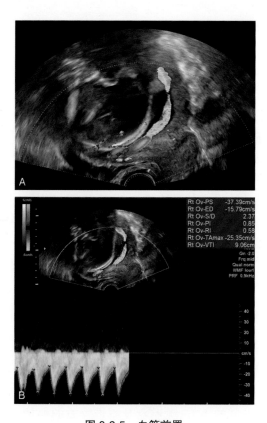

图 8-2-5 血管前置

A.血管行走于宫颈内口上方;B.彩色多普勒超声显示为胎儿动脉频谱

【鉴别诊断】

脐带先露是指脐带低于胎儿的先露部。如果胎膜破裂，脐带进一步脱出或脱出至阴道内，即为脐带脱垂。临产后，脐带受压于胎儿先露部与骨盆之间，很快引起胎儿缺氧、甚至死亡。彩色多普勒超声显示脐带在子宫颈内口上方的羊膜腔内。

脐带先露与血管前置的鉴别在于前者是脐带，是在羊膜腔内；后者是脐血管分支，是在胎膜上。抬高孕妇臀部，如果是脐带先露，有可能脐带位置上移。如果是血管前置，不会因孕妇体位的变动而发生改变。

【注意事项】

1. 晚孕期由于胎先露位置较低，经腹部超声难以诊断血管前置。

2. 中孕期超声检查时，如发现脐带帆状附着、双叶或多叶胎盘、副胎盘、胎盘低置等，需仔细鉴别是否存在脐带血管前置。如果中孕期胎盘下缘完全盖过宫颈内口，晚孕期时胎盘下缘位置上移，需经阴道超声检查有无血管前置。

【预后】

如果产前没有发现血管前置，围产儿死亡率大于60%。一旦胎膜破裂撕裂了前置的脐血管，胎儿死亡率极高。产前发现血管前置，择期行剖宫产终止妊娠。

第三节　羊水过多及羊水过少

【概述】

羊水是妊娠期胎儿生长发育过程中不可缺少的重要的部分，在整个孕期中起到保护胎儿正常生长、免受外界各种刺激的作用，同时，还参与了肺的发育。妊娠早期的羊水主要来源是母体血清经胎膜进入羊膜腔的透析液。妊娠中期以后胎儿尿液成为羊水的主要来源，使羊水的渗透压逐渐降低。妊娠晚期胎儿肺也参与羊水的生成，每日600~800ml液体从肺泡分泌至羊膜腔。另外，羊膜、脐带胶质及胎儿皮肤也会渗出少量液体到羊膜腔。妊娠期羊水量在 300~2000ml。羊水的吸收约 50% 由胎膜完成,其次为胎儿吞咽羊水,足月的胎儿每天可吞咽 500~700ml 羊水,脐带每小时可吸收 40~50ml 羊水,另外,孕 20 周前,胎儿角化前皮肤也有吸收少量羊水的功能。羊水的产生和吸收异常均可发生羊水过多或过少。

【检查切面】

胎儿羊水测量有两种方法,即羊水指数(amniotic fluid index, AFI)和最大羊水池深度(deepest vertical pocket, DVP)。AFI 是以孕妇脐部为中心,将子宫分成左上、右上、左下和右下 4 个象限(图 8-3-1),4 个象限的最大羊水垂直深度之和为 AFI。AFI 正常范围为 5~25cm。DVP 正常范围为 2~8cm(图 8-3-2)。

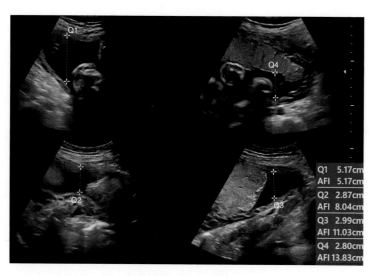

图 8-3-1　AFI 测量

【注意事项】

1. 无论采用 AFI 法还是 DVP 法测量羊水都应避开胎儿脐带和胎儿肢体,在观察范围羊水暗区最深处测量。

2. 在胎儿羊水过少情况下,注意不要把胎儿脐带的暗区当成羊水进行测量。

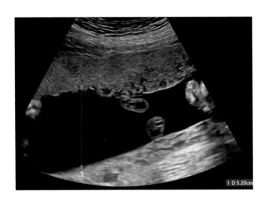

图 8-3-2　DVP 测量

3. 通常妊娠 28 周之前采用 DVP 估测羊水量,28 周之后采用 AFI。

4. 多胎妊娠除了单绒毛膜单羊膜囊双胎外,均应在各自的羊膜囊内测量 DVP。

一、羊水过多

妊娠期羊水量超过 2000ml 为羊水过多(polyhydramnios)。胎儿尿液生成过多或羊水吸收障碍均可导致胎儿羊水过多。羊水过多合并胎儿结构畸形的风险增加,但也有约 40% 的羊水过多原因不明。大部分羊水过多发生在中、晚孕期。

【超声诊断要点】

羊膜腔内呈大片区域羊水暗区,AFI>25cm 或 DVP>8cm。胎儿活动较频繁,胎儿大部分沉于羊水底部,需调节仪器深度方能显示。

【相关异常】

与羊水过多有关的异常包括:

1. 胎儿畸形　开放性神经管缺陷(无脑儿、脑膨出、开放性脊柱裂),消化道梗阻(食管闭锁、十二指肠闭锁或梗阻、小肠闭锁或梗阻等),胸腔占位(先天性肺囊性腺瘤样病变、膈疝、肺隔离症等),胸廓狭小(致死性骨骼系统发育不良)、神经肌肉发育异常等。

2. 妊娠并发症及胎儿异常　孕妇合并糖尿病、双胎输血综合征受血儿、胎儿贫血、胎盘绒毛膜血管瘤、胎儿骶尾部畸胎瘤等。

【注意事项】

1. 超声无法准确测量羊水量,只是半定量评估,误差较大。

2. 羊水过多时,胎儿位于较远场,观察胎儿结构较困难。

【预后评估】

预后取决于造成羊水过多的原因及分娩时孕周,羊水过多增加胎膜早破早产的风险。

二、羊水过少

妊娠期羊水少于 300ml 为羊水过少(oligohydramnios)。羊水产生受阻或羊水吸收加快均可导致羊水过少。胎儿泌尿系统发育异常是羊水过少的常见原因,胎盘功能不良、胎膜早破等也会引起胎儿羊水过少。妊娠 24 周前的发病率约为 1∶100。

【超声诊断要点】

羊膜腔内显示极少区域羊水暗区或无羊水暗区,AFI<5cm 或 DPV<2cm。胎儿紧贴子宫壁及胎盘,胎动极少或无胎动,胎儿躯干和肢体聚拢成团,进行胎儿形态结构检查极其困难。

【相关异常】

1. 胎儿泌尿系统畸形　双肾缺如、常染色体隐性遗传多囊肾病、双侧多囊性肾发育不良、尿道梗阻等。

2. 胎膜早破　胎儿结构未见明显异常,脐动脉多普勒指标正常,孕妇有阴道排液史。

3. 胎盘功能不良　胎儿生长受限,脐动脉阻力增高。

【注意事项】

羊水过少时,胎儿与子宫壁紧贴,观察胎儿结构及其困难。

【预后评估】

预后取决于羊水过少发生的孕龄、原因、分娩孕周,妊娠

24 周前发生羊水过少预后差。双肾缺如、常染色体隐性遗传多囊性肾病、双侧多囊性肾发育不良、梗阻性肾发育不良、尿道梗阻等泌尿系统畸形预后差,新生儿多死于肺发育不良。妊娠 20 周前发生胎膜早破,部分胎儿因绒毛膜羊膜炎流产,继续妊娠者因羊水过少导致胎肺发育不良。如果妊娠 24 周前因胎盘功能不良造成羊水过少,预后差。

附录

表 1 据胎儿头臀长评估孕龄（4265 例正常妊娠）

头臀长	孕龄（周$^{+天}$）				
（mm）	3rd%	10th%	50th%	90th%	97th%
15	7^{+5}	7^{+6}	8^{+3}	8^{+6}	9^{+1}
16	7^{+5}	8^{+0}	8^{+3}	9^{+0}	9^{+1}
17	7^{+6}	8^{+1}	8^{+4}	9^{+1}	9^{+2}
18	8^{+0}	8^{+1}	8^{+5}	9^{+1}	9^{+3}
19	8^{+0}	8^{+2}	8^{+6}	9^{+2}	9^{+4}
20	8^{+1}	8^{+3}	8^{+6}	9^{+3}	9^{+4}
21	8^{+2}	8^{+3}	9^{+0}	9^{+4}	9^{+5}
22	8^{+2}	8^{+4}	9^{+1}	9^{+4}	9^{+6}
23	8^{+3}	8^{+5}	9^{+1}	9^{+5}	10^{+0}
24	8^{+4}	8^{+5}	9^{+2}	9^{+6}	10^{+0}
25	8^{+4}	8^{+6}	9^{+3}	9^{+6}	10^{+1}
26	8^{+5}	9^{+0}	9^{+3}	10^{+0}	10^{+2}
27	8^{+6}	9^{+0}	9^{+4}	10^{+1}	10^{+3}
28	8^{+6}	9^{+1}	9^{+5}	10^{+1}	10^{+3}
29	9^{+0}	9^{+2}	9^{+5}	10^{+2}	10^{+4}
30	9^{+0}	9^{+2}	9^{+6}	10^{+3}	10^{+5}
31	9^{+1}	9^{+3}	10^{+0}	10^{+3}	10^{+5}
32	9^{+2}	9^{+3}	10^{+0}	10^{+4}	10^{+6}
33	9^{+2}	9^{+4}	10^{+1}	10^{+5}	11^{+0}
34	9^{+3}	9^{+5}	10^{+2}	10^{+5}	11^{+0}
35	9^{+3}	9^{+5}	10^{+2}	10^{+6}	11^{+1}
36	9^{+4}	9^{+6}	10^{+3}	11^{+0}	11^{+2}

续表

头臀长	孕龄(周 $^{+天}$)				
(mm)	3rd%	10th%	50th%	90th%	97th%
37	9^{+5}	9^{+6}	10^{+3}	11^{+0}	11^{+2}
38	9^{+5}	10^{+0}	10^{+4}	11^{+1}	11^{+3}
39	9^{+6}	10^{+1}	10^{+5}	11^{+2}	11^{+4}
40	9^{+6}	10^{+1}	10^{+5}	11^{+2}	11^{+4}
41	10^{+0}	10^{+2}	10^{+6}	11^{+3}	11^{+5}
42	10^{+0}	10^{+2}	10^{+6}	11^{+4}	11^{+5}
43	10^{+1}	10^{+3}	11^{+0}	11^{+4}	11^{+6}
44	10^{+1}	10^{+3}	11^{+1}	11^{+5}	12^{+0}
45	10^{+2}	10^{+4}	11^{+1}	11^{+5}	12^{+0}
46	10^{+3}	10^{+5}	11^{+2}	11^{+6}	12^{+1}
47	10^{+3}	10^{+5}	11^{+2}	12^{+0}	12^{+2}
48	10^{+4}	10^{+6}	11^{+3}	12^{+0}	12^{+2}
49	10^{+4}	10^{+6}	11^{+4}	12^{+1}	12^{+3}
50	10^{+5}	11^{+0}	11^{+4}	12^{+1}	12^{+3}
51	10^{+5}	11^{+0}	11^{+5}	12^{+2}	12^{+4}
52	10^{+6}	11^{+1}	11^{+5}	12^{+3}	12^{+5}
53	10^{+6}	11^{+1}	11^{+6}	12^{+3}	12^{+5}
54	11^{+0}	11^{+2}	11^{+6}	12^{+4}	12^{+6}
55	11^{+0}	11^{+3}	12^{+0}	12^{+4}	12^{+6}
56	11^{+1}	11^{+3}	12^{+1}	12^{+5}	13^{+0}
57	11^{+2}	11^{+4}	12^{+1}	12^{+6}	13^{+1}
58	11^{+2}	11^{+4}	12^{+2}	12^{+6}	13^{+1}
59	11^{+3}	11^{+5}	12^{+2}	13^{+0}	13^{+2}
60	11^{+3}	11^{+5}	12^{+3}	13^{+0}	13^{+2}
61	11^{+4}	11^{+6}	12^{+3}	13^{+1}	13^{+3}
62	11^{+4}	11^{+6}	12^{+4}	13^{+1}	13^{+4}
63	11^{+5}	12^{+0}	12^{+4}	13^{+2}	13^{+4}
64	11^{+5}	12^{+0}	12^{+5}	13^{+3}	13^{+5}
65	11^{+6}	12^{+1}	12^{+6}	13^{+3}	13^{+5}

头臀长	孕龄(周 $^{+天}$)				
(mm)	3rd%	10th%	50th%	90th%	97th%
66	11^{+6}	12^{+1}	12^{+6}	13^{+4}	13^{+6}
67	12^{+0}	12^{+2}	13^{+0}	13^{+4}	14^{+0}
68	12^{+0}	12^{+2}	13^{+0}	13^{+5}	14^{+0}
69	12^{+1}	12^{+3}	13^{+1}	13^{+5}	14^{+1}
70	12^{+1}	12^{+3}	13^{+1}	13^{+6}	14^{+1}
71	12^{+2}	12^{+4}	13^{+2}	14^{+0}	14^{+2}
72	12^{+2}	12^{+4}	13^{+2}	14^{+0}	14^{+2}
73	12^{+3}	12^{+5}	13^{+3}	14^{+1}	14^{+3}
74	12^{+3}	12^{+5}	13^{+3}	14^{+1}	14^{+4}
75	12^{+4}	12^{+6}	13^{+4}	14^{+2}	14^{+4}
76	12^{+4}	13^{+0}	13^{+4}	14^{+2}	14^{+5}
77	12^{+5}	13^{+0}	13^{+5}	14^{+3}	14^{+5}
78	12^{+5}	13^{+1}	13^{+6}	14^{+4}	14^{+6}
79	12^{+6}	13^{+1}	13^{+6}	14^{+4}	14^{+6}
80	12^{+6}	13^{+2}	14^{+0}	14^{+5}	15^{+0}
81	13^{+0}	13^{+2}	14^{+0}	14^{+5}	15^{+1}
82	13^{+0}	13^{+3}	14^{+1}	14^{+6}	15^{+1}
83	13^{+1}	13^{+3}	14^{+1}	14^{+6}	15^{+2}
84	13^{+1}	13^{+4}	14^{+2}	15^{+0}	15^{+2}
85	13^{+2}	13^{+4}	14^{+2}	15^{+0}	15^{+3}
86	13^{+2}	13^{+5}	14^{+3}	15^{+1}	15^{+3}
87	13^{+3}	13^{+5}	14^{+3}	15^{+1}	15^{+4}
88	13^{+3}	13^{+6}	14^{+4}	15^{+2}	15^{+4}
89	13^{+4}	13^{+6}	14^{+4}	15^{+3}	15^{+5}
90	13^{+4}	14^{+0}	14^{+5}	15^{+3}	15^{+6}
91	13^{+5}	14^{+0}	14^{+5}	15^{+4}	15^{+6}
92	13^{+5}	14^{+1}	14^{+6}	15^{+4}	16^{+0}
93	13^{+5}	14^{+1}	14^{+6}	15^{+5}	16^{+0}
94	13^{+6}	14^{+1}	15^{+0}	15^{+5}	16^{+1}
95	13^{+6}	14^{+2}	15^{+0}	15^{+6}	16^{+1}

表 2　不同孕周双顶径正常值

孕周	双顶径（mm）						
（周）	3th%	5th%	10th%	50th%	90th%	95th%	97th%
10	10.0	10.2	10.5	11.8	13.3	13.8	14.1
11	12.9	13.2	13.6	15.2	17.0	17.6	17.9
12	16.1	16.4	16.9	18.9	21.0	21.7	22.1
13	19.4	19.8	20.4	22.6	25.1	25.9	26.4
14	22.8	23.2	23.9	26.4	29.2	30.1	30.6
15	26.1	26.6	27.3	30.1	33.1	34.1	34.7
16	29.3	29.8	30.6	33.6	36.9	37.8	38.5
17	32.4	32.9	33.7	36.9	40.3	41.4	42.1
18	35.3	35.8	36.7	40.0	43.6	44.7	45.4
19	38.1	38.7	39.6	43.1	46.8	47.9	48.6
20	41.0	41.6	42.6	46.1	49.9	51.1	51.8
21	44.0	44.6	45.6	49.2	53.1	54.3	55.1
22	47.0	47.6	48.6	52.3	56.4	57.6	58.4
23	49.9	50.6	51.6	55.5	59.6	60.8	61.6
24	52.9	53.6	54.7	58.6	62.8	64.1	64.9
25	55.9	56.6	57.7	61.7	66.0	67.3	68.1
26	58.8	59.5	60.6	64.7	69.1	70.4	71.3
27	61.6	62.4	63.5	67.7	72.2	73.5	74.3
28	64.4	65.1	66.3	70.6	75.1	76.5	77.3
29	67.0	67.8	69.0	73.3	78.0	79.3	80.2
30	69.5	70.3	71.5	76.0	80.7	82.1	83.0
31	71.9	72.7	73.9	78.5	83.3	84.7	85.6
32	74.1	74.9	76.2	80.8	85.7	87.2	88.1
33	76.2	77.0	78.3	83.0	88.0	89.5	90.4

续表

孕周	双顶径（mm）						
（周）	3th%	5th%	10th%	50th%	90th%	95th%	97th%
34	78.0	78.9	80.2	85.0	90.1	91.6	92.6
35	79.7	80.6	81.9	86.8	92.0	93.5	94.5
36	81.2	82.1	83.5	88.5	93.7	95.3	96.3
37	82.6	83.5	84.8	89.9	95.3	96.8	97.9
38	83.7	84.6	86.0	91.1	96.6	98.2	99.2
39	84.6	85.5	87.0	92.1	97.7	99.3	100.3
40	85.3	86.2	87.7	93.0	98.6	100.2	101.3

注,3th%:第三百分位数;5th%:第五百分位数;10th%:第十百分位数;50th%:第五十百分位数;90th%:第九十百分位数;95th%:第九十五百分位数;97th%:第九十七百分位数

表3　不同孕周头围正常值

孕周	头围（mm）						
（周）	3th%	5th%	10th%	50th%	90th%	95th%	97th%
10	39.9	40.6	41.7	45.9	50.4	51.8	52.7
11	50.6	51.5	52.8	57.8	63.3	64.9	66.0
12	62.2	63.2	64.8	70.6	77.0	78.9	80.2
13	74.3	75.4	77.2	83.9	91.1	93.3	94.7
14	86.6	87.9	89.9	97.3	105.3	107.7	109.3
15	98.9	100.3	102.5	110.5	119.2	121.8	123.5
16	110.9	112.4	114.7	123.3	132.6	135.3	137.1
17	122.6	124.2	126.6	135.6	145.3	148.1	150.0
18	133.9	135.6	138.1	147.5	157.4	160.4	162.3
19	145.1	146.8	149.4	159.0	169.3	172.3	174.3
20	156.4	158.1	160.8	170.7	181.1	184.2	186.2
21	167.8	169.6	172.3	182.4	193.0	196.1	198.1

孕周	头围（mm）						
（周）	3th%	5th%	10th%	50th%	90th%	95th%	97th%
22	179.3	181.1	183.9	194.0	204.8	208.0	210.0
23	190.7	192.5	195.3	205.7	216.6	219.7	221.8
24	201.9	203.8	206.6	217.1	228.1	231.3	233.5
25	212.9	214.8	217.7	228.3	239.5	242.7	244.9
26	223.6	225.5	228.4	239.2	250.5	253.8	256.0
27	233.8	235.8	238.8	249.7	261.2	264.5	266.7
28	243.6	245.6	248.6	259.8	271.5	274.9	277.1
29	252.8	254.8	257.9	269.3	281.3	284.7	287.0
30	261.3	263.4	266.6	278.3	290.6	294.1	296.5
31	269.2	271.3	274.7	286.7	299.3	303.0	305.4
32	276.4	278.6	282.1	294.5	307.5	311.3	313.8
33	282.9	285.2	288.8	301.7	315.2	319.1	321.7
34	288.8	291.2	294.9	308.3	322.3	326.4	329.0
35	294.0	296.5	300.3	314.2	328.8	333.0	335.8
36	298.5	301.1	305.0	319.5	334.7	339.1	342.0
37	302.3	304.9	309.0	324.1	339.8	344.4	347.5
38	305.2	308.0	312.2	327.8	344.2	349.0	352.1
39	307.3	310.1	314.5	330.7	347.7	352.7	355.9
40	308.3	311.3	315.9	332.6	350.3	355.4	358.8

表 4　不同孕周腹围正常值

孕周	腹围（mm）						
（周）	3th%	5th%	10th%	50th%	90th%	95th%	97th%
10	30.9	31.5	32.4	36.0	40.0	41.2	42.0
11	39.2	39.9	41.1	45.4	50.1	51.6	52.5
12	48.4	49.2	50.6	55.7	61.3	63.0	64.1
13	58.3	59.3	60.9	66.8	73.3	75.2	76.5

续表

孕周 (周)	腹围(mm)						
	3th%	5th%	10th%	50th%	90th%	95th%	97th%
14	68.8	70.0	71.8	78.4	85.7	87.9	89.4
15	79.7	81.0	83.0	90.4	98.5	100.9	102.5
16	90.8	92.2	94.3	102.5	111.3	113.9	115.6
17	101.8	103.3	105.7	114.5	123.9	126.8	128.6
18	112.9	114.5	117.0	126.3	136.4	139.4	141.4
19	123.8	125.5	128.1	138.0	148.7	151.8	153.9
20	134.6	136.4	139.2	149.6	160.8	164.1	166.3
21	145.3	147.2	150.2	161.1	172.8	176.3	178.6
22	155.9	157.9	161.0	172.4	184.6	188.2	190.6
23	166.2	168.3	171.5	183.4	196.2	200.0	202.5
24	176.3	178.4	181.8	194.3	207.6	211.5	214.1
25	186.1	188.4	191.9	204.9	218.8	222.9	225.6
26	195.7	198.1	201.8	215.4	229.9	234.2	237.0
27	205.2	207.6	211.5	225.8	241.0	245.5	248.4
28	214.5	217.1	221.2	236.1	252.1	256.8	259.9
29	223.9	226.7	230.9	246.7	263.4	268.4	271.7
30	233.4	236.3	240.8	257.3	275.0	280.3	283.7
31	242.8	245.8	250.5	268.0	286.7	292.3	295.9
32	252.0	255.2	260.2	278.7	298.5	304.3	308.2
33	260.9	264.3	269.6	289.1	310.1	316.3	320.4
34	269.5	273.1	278.7	299.3	321.4	328.0	332.3
35	277.6	281.4	287.3	309.0	332.4	339.3	343.9
36	285.2	289.2	295.4	318.3	342.9	350.3	355.1
37	292.4	296.6	303.1	327.2	353.2	360.9	366.0
38	299.4	303.7	310.6	335.9	363.2	371.4	376.8
39	306.2	310.7	317.9	344.5	373.4	382.0	387.7
40	312.9	317.7	325.2	353.3	383.8	392.9	398.9

表 5　不同孕周股骨长度正常值

孕周	股骨长（mm）						
（周）	3th%	5th%	10th%	50th%	90th%	95th%	97th%
10	1.6	1.7	1.8	2.2	2.6	2.8	2.9
11	2.9	3.0	3.2	3.8	4.6	4.8	5.0
12	4.7	4.9	5.1	6.1	7.2	7.6	7.8
13	7.0	7.3	7.6	8.9	10.5	11.0	11.3
14	9.8	10.0	10.5	12.2	14.2	14.8	15.3
15	12.7	13.1	13.6	15.7	18.1	18.8	19.3
16	15.7	16.1	16.8	19.1	21.9	22.7	23.3
17	18.7	19.1	19.8	22.4	25.4	26.3	26.9
18	21.4	21.9	22.6	25.4	28.5	29.5	30.1
19	24.1	24.6	25.3	28.2	31.5	32.4	33.1
20	26.7	27.2	28.0	31.0	34.3	35.3	36.0
21	29.4	29.9	30.7	33.8	37.1	38.1	38.8
22	32.1	32.6	33.4	36.5	39.9	40.9	41.5
23	34.7	35.2	36.0	39.1	42.5	43.6	44.2
24	37.2	37.7	38.6	41.7	45.1	46.2	46.8
25	39.6	40.2	41.0	44.2	47.7	48.7	49.4
26	42.0	42.5	43.4	46.6	50.1	51.2	51.8
27	44.2	44.8	45.7	49.0	52.5	53.5	54.2
28	46.3	46.9	47.8	51.2	54.8	55.9	56.6
29	48.4	49.0	49.9	53.4	57.1	58.2	58.9
30	50.4	51.0	51.9	55.5	59.3	60.4	61.1
31	52.3	52.9	53.9	57.5	61.4	62.6	63.4
32	54.1	54.7	55.7	59.5	63.5	64.7	65.5
33	55.8	56.5	57.5	61.4	65.6	66.8	67.6
34	57.5	58.1	59.2	63.2	67.5	68.8	69.6
35	59.0	59.8	60.9	65.0	69.4	70.7	71.5

续表

孕周	股骨长（mm）						
（周）	3th%	5th%	10th%	50th%	90th%	95th%	97th%
36	60.6	61.3	62.4	66.7	71.2	72.5	73.4
37	62.0	62.7	63.9	68.3	72.9	74.2	75.1
38	63.3	64.1	65.3	69.7	74.5	75.9	76.8
39	64.5	65.3	66.6	71.1	76.0	77.4	78.3
40	65.6	66.4	67.7	72.4	77.4	78.9	79.9

表 6　不同孕周肱骨长度正常值

孕周	肱骨长（mm）						
（周）	3th%	5th%	10th%	50th%	90th%	95th%	97th%
10	1.8	1.8	1.9	2.3	2.8	3.0	3.1
11	3.2	3.3	3.4	4.1	4.8	5.1	5.2
12	5.1	5.2	5.5	6.4	7.6	7.9	8.2
13	7.5	7.7	8.1	9.4	10.9	11.4	11.7
14	10.3	10.6	11.0	12.7	14.6	15.2	15.6
15	13.3	13.6	14.1	16.1	18.4	19.1	19.6
16	16.2	16.6	17.2	19.4	22.0	22.8	23.3
17	19.0	19.4	20.0	22.5	25.3	26.1	26.7
18	21.5	22.0	22.6	25.2	28.1	29.0	29.5
19	23.9	24.3	25.0	27.7	30.6	31.5	32.1
20	26.2	26.6	27.4	30.0	33.0	33.9	34.5
21	28.5	28.9	29.7	32.4	35.4	36.3	36.9
22	30.7	31.2	31.9	34.7	37.7	38.6	39.2
23	32.9	33.4	34.1	36.9	39.9	40.8	41.4
24	35.0	35.5	36.3	39.1	42.1	43.0	43.6
25	37.0	37.5	38.3	41.2	44.2	45.2	45.8

续表

孕周	肱骨长（mm）						
（周）	3th%	5th%	10th%	50th%	90th%	95th%	97th%
26	38.9	39.4	40.2	43.1	46.3	47.2	47.8
27	40.6	41.2	42.0	45.0	48.3	49.2	49.9
28	42.3	42.8	43.7	46.8	50.1	51.1	51.8
29	43.8	44.4	45.3	48.5	52.0	53.0	53.7
30	45.3	45.8	46.8	50.1	53.7	54.8	55.5
31	46.6	47.2	48.2	51.6	55.4	56.5	57.2
32	47.9	48.5	49.5	53.1	57.0	58.2	58.9
33	49.1	49.8	50.8	54.5	58.6	59.7	60.5
34	50.3	51.0	52.0	55.9	60.1	61.3	62.1
35	51.5	52.2	53.3	57.3	61.5	62.8	63.6
36	52.7	53.4	54.5	58.6	63.0	64.3	65.1
37	53.8	54.5	55.6	59.8	64.3	65.6	66.5
38	54.8	55.5	56.7	60.9	65.5	66.9	67.8
39	55.7	56.4	57.6	61.9	66.6	68.0	68.9
40	56.4	57.1	58.3	62.7	67.5	68.9	69.8

表 7　不同孕周脐动脉搏动指数（PI）正常值

孕周 （周）	2.5th%	5th%	10th%	25th%	50th%	75th%	90th%	95th%	97.5th%
19	0.97	1.02	1.08	1.18	1.30	1.44	1.57	1.66	1.74
20	0.94	0.99	1.04	1.14	1.27	1.40	1.54	1.62	1.70
21	0.90	0.95	1.00	1.10	1.22	1.36	1.49	1.58	1.65
22	0.87	0.92	0.97	1.07	1.19	1.32	1.46	1.54	1.62
23	0.84	0.89	0.94	1.04	1.15	1.29	1.42	1.50	1.58
24	0.81	0.86	0.91	1.00	1.12	1.25	1.38	1.47	1.55

续表

孕周 (周)	2.5th%	5th%	10th%	25th%	50th%	75th%	90th%	95th%	97.5th%
25	0.78	0.83	0.88	0.97	1.09	1.22	1.35	1.44	1.51
26	0.76	0.80	0.85	0.94	1.06	1.19	1.32	1.41	1.48
27	0.73	0.77	0.82	0.92	1.03	1.16	1.29	1.38	1.45
28	0.71	0.75	0.80	0.89	1.00	1.13	1.26	1.35	1.43
29	0.68	0.72	0.77	0.86	0.98	1.10	1.23	1.32	1.40
30	0.66	0.70	0.75	0.84	0.95	1.08	1.21	1.29	1.37
31	0.64	0.68	0.73	0.82	0.93	1.05	1.18	1.27	1.35
32	0.62	0.66	0.70	0.79	0.90	1.03	1.16	1.25	1.32
33	0.60	0.64	0.68	0.77	0.88	1.01	1.14	1.22	1.30
34	0.58	0.62	0.66	0.75	0.86	0.99	1.12	1.20	1.28
35	0.56	0.60	0.64	0.73	0.84	0.97	1.09	1.18	1.26
36	0.54	0.58	0.63	0.71	0.82	0.95	1.07	1.16	1.24
37	0.53	0.56	0.61	0.69	0.80	0.93	1.05	1.14	1.22
38	0.51	0.55	0.59	0.68	0.78	0.91	1.04	1.12	1.20
39	0.49	0.53	0.57	0.66	0.76	0.89	1.02	1.10	1.18
40	0.48	0.51	0.56	0.64	0.75	0.87	1.00	1.09	1.17
41	0.47	0.50	0.54	0.63	0.73	0.85	0.98	1.07	1.15

表 8　不同孕周脐动脉阻力指数（RI）正常值

孕周 (周)	2.5th%	5th%	10th%	25th%	50th%	75th%	90th%	95th%	97.5th%
19	0.64	0.66	0.68	0.72	0.77	0.81	0.85	0.88	0.90
20	0.63	0.65	0.67	0.71	0.75	0.80	0.84	0.87	0.89
21	0.62	0.64	0.66	0.70	0.74	0.79	0.83	0.85	0.88
22	0.60	0.62	0.65	0.68	0.73	0.78	0.82	0.84	0.87

续表

孕周 (周)	2.5th%	5th%	10th%	25th%	50th%	75th%	90th%	95th%	97.5th%
23	0.59	0.61	0.63	0.67	0.72	0.76	0.81	0.83	0.86
24	0.58	0.60	0.62	0.66	0.71	0.75	0.80	0.82	0.85
25	0.56	0.58	0.61	0.65	0.69	0.74	0.79	0.81	0.84
26	0.55	0.57	0.59	0.64	0.68	0.73	0.78	0.80	0.83
27	0.54	0.56	0.58	0.62	0.67	0.72	0.77	0.79	0.82
28	0.53	0.55	0.57	0.61	0.66	0.71	0.76	0.78	0.81
29	0.51	0.53	0.56	0.60	0.65	0.70	0.75	0.77	0.80
30	0.50	0.52	0.54	0.59	0.64	0.69	0.74	0.76	0.79
31	0.49	0.51	0.53	0.58	0.63	0.68	0.73	0.76	0.78
32	0.47	0.50	0.52	0.56	0.61	0.67	0.72	0.75	0.77
33	0.46	0.48	0.51	0.55	0.60	0.66	0.71	0.74	0.77
34	0.45	0.47	0.50	0.54	0.59	0.65	0.70	0.73	0.76
35	0.44	0.46	0.48	0.53	0.58	0.64	0.69	0.72	0.75
36	0.42	0.45	0.47	0.52	0.57	0.63	0.68	0.71	0.74
37	0.41	0.43	0.46	0.51	0.56	0.62	0.67	0.70	0.73
38	0.40	0.42	0.45	0.50	0.55	0.61	0.66	0.70	0.73
39	0.39	0.41	0.44	0.48	0.54	0.60	0.65	0.69	0.72
40	0.38	0.40	0.43	0.47	0.53	0.59	0.65	0.68	0.71
41	0.36	0.39	0.41	0.46	0.52	0.58	0.64	0.67	0.70

表 9　不同孕周脐动脉收缩期与舒张期血流速度比值（S/D）正常值

孕周 (周)	2.5th%	5th%	10th%	25th%	50th%	75th%	90th%	95th%	97.5th%
19	2.73	2.93	3.19	3.67	4.28	5.00	5.75	6.26	6.73
20	2.63	2.83	3.07	3.53	4.11	4.80	5.51	5.99	6.43

续表

孕周(周)	2.5th%	5th%	10th%	25th%	50th%	75th%	90th%	95th%	97.5th%
21	2.51	2.70	2.93	3.36	3.91	4.55	5.22	5.67	6.09
22	2.43	2.60	2.83	3.24	3.77	4.38	5.03	5.45	5.85
23	2.34	2.51	2.72	3.11	3.62	4.21	4.82	5.22	5.61
24	2.25	2.41	2.62	2.99	3.48	4.04	4.63	5.02	5.38
25	2.17	2.33	2.52	2.88	3.35	3.89	4.45	4.83	5.18
26	2.09	2.24	2.43	2.78	3.23	3.75	4.30	4.66	5.00
27	2.02	2.17	2.35	2.69	3.12	3.63	4.15	4.50	4.83
28	1.95	2.09	2.27	2.60	3.02	3.51	4.02	4.36	4.67
29	1.89	2.03	2.20	2.52	2.92	3.40	3.89	4.22	4.53
30	1.83	1.96	2.13	2.44	2.83	3.30	3.78	4.10	4.40
31	1.77	1.90	2.06	2.36	2.75	3.20	3.67	3.98	4.27
32	1.71	1.84	2.00	2.29	2.67	3.11	3.57	3.87	4.16
33	1.66	1.79	1.94	2.23	2.60	3.03	3.48	3.77	4.06
34	1.61	1.73	1.88	2.16	2.53	2.95	3.39	3.68	3.96
35	1.57	1.68	1.83	2.11	2.46	2.87	3.30	3.59	3.86
36	1.52	1.64	1.78	2.05	2.40	2.80	3.23	3.51	3.78
37	1.48	1.59	1.73	2.00	2.34	2.74	3.15	3.43	3.69
38	1.44	1.55	1.69	1.95	2.28	2.67	3.08	3.36	3.62
39	1.40	1.51	1.64	1.90	2.23	2.61	3.02	3.29	3.54
40	1.36	1.47	1.60	1.85	2.18	2.56	2.96	3.22	3.48
41	1.33	1.43	1.56	1.81	2.13	2.50	2.90	3.16	3.41

表 10　不同孕周大脑中动脉搏动指数（PI）正常值

孕周（周）	5th%	10th%	25th%	50th%	75th%	90th%	95th%
20	1.162	1.227	1.344	1.486	1.644	1.800	1.901
21	1.213	1.278	1.396	1.540	1.699	1.855	1.956
22	1.263	1.330	1.450	1.595	1.755	1.913	2.015
23	1.313	1.381	1.503	1.651	1.813	1.973	2.075
24	1.360	1.430	1.554	1.705	1.870	2.033	2.137
25	1.405	1.476	1.603	1.757	1.926	2.091	2.197
26	1.445	1.517	1.648	1.805	1.978	2.147	2.255
27	1.478	1.553	1.686	1.848	2.024	2.198	2.309
28	1.504	1.580	1.717	1.883	2.064	2.243	2.357
29	1.521	1.599	1.739	1.909	2.095	2.278	2.395
30	1.527	1.607	1.750	1.924	2.115	2.303	2.424
31	1.521	1.603	1.749	1.926	2.122	2.316	2.440
32	1.503	1.586	1.734	1.915	2.115	2.314	2.441
33	1.472	1.555	1.705	1.889	2.093	2.296	2.426
34	1.427	1.511	1.662	1.848	2.055	2.260	2.393
35	1.369	1.453	1.604	1.791	1.999	2.207	2.342
36	1.300	1.382	1.532	1.718	1.927	2.136	2.272
37	1.219	1.300	1.448	1.632	1.839	2.048	2.184
38	1.129	1.208	1.352	1.532	1.736	1.943	2.078
39	1.032	1.108	1.246	1.421	1.620	1.823	1.956
40	0.931	1.002	1.134	1.302	1.494	1.691	1.821
41	0.827	0.894	1.018	1.177	1.360	1.548	1.674

表 11 不同孕周大脑中动脉峰值流速均值及 1.5MoM

孕周(周)	大脑中动脉(cm/s)	
	均值	1.5MoM
14	19.3	28.9
15	20.2	30.3
16	21.1	31.7
17	22.1	33.2
18	23.2	34.8
19	24.3	36.5
20	25.5	38.2
21	26.7	40.0
22	27.9	41.9
23	29.3	43.9
24	30.7	46.0
25	32.1	48.2
26	33.6	50.4
27	35.2	52.8
28	36.9	55.4
29	38.7	58.0
30	40.5	60.7
31	42.4	63.6
32	44.4	66.6
33	46.5	69.8
34	48.7	73.1
35	51.1	76.6
36	53.5	80.2
37	56.0	84.0
38	58.7	88.0
39	61.5	92.2
40	64.4	96.6

表 12　不同孕周静脉导管收缩期峰值流速（S）正常值（cm/s）

孕周（周）	5th%	10th%	25th%	50th%	75th%	90th%	95th%
21	48.0	50.2	54.3	59.3	65.1	70.9	74.8
22	50.1	52.4	56.6	61.8	67.6	73.7	77.7
23	52.0	54.3	58.6	63.9	69.9	76.1	80.1
24	53.5	55.9	60.3	65.7	71.9	78.2	82.3
25	54.8	57.2	61.7	67.2	73.5	79.9	84.2
26	55.8	58.3	62.8	68.5	74.9	81.4	85.7
27	56.6	59.1	63.8	69.5	76.0	82.7	87.1
28	57.2	59.7	64.4	70.3	76.9	83.7	88.1
29	57.6	60.2	64.9	70.8	77.6	84.5	89.0
30	57.7	60.4	65.2	71.2	78.0	85.0	89.7
31	57.8	60.5	65.3	71.4	78.3	85.4	90.1
32	57.7	60.4	65.3	71.4	78.5	85.7	90.4
33	57.5	60.2	65.2	71.4	78.5	85.8	90.6
34	57.2	59.9	64.9	71.2	78.3	85.7	90.6
35	56.8	59.5	64.5	70.8	78.1	85.5	90.5
36	56.3	59.1	64.1	70.4	77.7	85.2	90.3
37	55.8	58.6	63.6	70.0	77.3	84.9	89.9
38	55.2	58.0	63.0	69.4	76.8	84.4	89.5
39	54.6	57.4	62.4	68.8	76.2	83.9	89.0

表 13 不同孕周静脉导管舒张末期流速（A）正常值（cm/s）

孕周 （周）	5th%	10th%	25th%	50th%	75th%	90th%	95th%
21	18.1	20.8	25.5	31.0	36.7	42.0	45.3
22	19.4	22.2	27.0	32.5	38.3	43.6	46.9
23	20.6	23.4	28.3	33.9	39.7	45.1	48.4
24	21.7	24.5	29.4	35.1	40.9	46.3	49.6
25	22.7	25.5	30.5	36.1	42.0	47.5	50.8
26	23.5	26.4	31.4	37.1	43.0	48.4	51.8
27	24.3	27.2	32.1	37.9	43.8	49.3	52.7
28	24.9	27.8	32.8	38.6	44.6	50.1	53.4
29	25.5	28.4	33.5	39.3	45.2	50.8	54.1
30	26.0	29.0	34.0	39.8	45.8	51.4	54.7
31	26.5	29.4	34.5	40.3	46.3	51.9	55.3
32	26.9	29.8	34.9	40.8	46.8	52.3	55.7
33	27.2	30.2	35.3	41.1	47.2	52.7	56.1
34	27.5	30.5	35.6	41.5	47.5	53.1	56.5
35	27.8	30.8	35.9	41.7	47.8	53.4	56.8
36	28.0	31.0	36.1	42.0	48.0	53.6	57.1
37	28.2	31.2	36.3	42.2	48.3	53.9	57.3
38	28.4	31.3	36.5	42.4	48.4	54.0	57.5
39	28.5	31.5	36.6	42.5	48.6	54.2	57.6

表 14 不同孕周静脉导管静脉搏动指数（PIV）

孕周（周）	5th%	10th%	25th%	50th%	75th%	90th%	95th%
21	0.32	0.38	0.47	0.57	0.68	0.77	0.83
22	0.32	0.38	0.47	0.57	0.68	0.77	0.83
23	0.32	0.38	0.47	0.57	0.68	0.77	0.83
24	0.32	0.38	0.47	0.57	0.68	0.77	0.83
25	0.32	0.37	0.47	0.57	0.67	0.77	0.83
26	0.31	0.37	0.46	0.57	0.67	0.77	0.82
27	0.31	0.36	0.46	0.56	0.67	0.76	0.82
28	0.31	0.36	0.45	0.56	0.66	0.76	0.81
29	0.30	0.35	0.45	0.55	0.65	0.75	0.81
30	0.29	0.35	0.44	0.54	0.65	0.74	0.80
31	0.28	0.34	0.43	0.53	0.64	0.73	0.79
32	0.28	0.33	0.42	0.53	0.63	0.73	0.78
33	0.27	0.32	0.41	0.52	0.62	0.72	0.77
34	0.26	0.31	0.40	0.51	0.61	0.71	0.76
35	0.25	0.30	0.39	0.50	0.60	0.70	0.75
36	0.24	0.29	0.38	0.49	0.59	0.69	0.74
37	0.23	0.28	0.37	0.48	0.58	0.67	0.73
38	0.22	0.27	0.36	0.46	0.57	0.66	0.72
39	0.21	0.26	0.35	0.45	0.56	0.65	0.71

表 15　不同孕周平均子宫动脉搏动指数（PI）正常值

孕周（周）	5th%	50th%	95th%
11	1.18	1.79	2.70
12	1.11	1.68	2.53
13	1.05	1.58	2.38
14	0.99	1.49	2.24
15	0.94	1.41	2.11
16	0.89	1.33	1.99
17	0.85	1.27	1.88
18	0.81	1.20	1.79
19	0.78	1.15	1.70
20	0.74	1.10	1.61
21	0.71	1.05	1.54
22	0.69	1.00	1.47
23	0.66	0.96	1.41
24	0.64	0.93	1.35
25	0.62	0.89	1.30
26	0.60	0.86	1.25
27	0.58	0.84	1.21
28	0.56	0.81	1.17
29	0.55	0.79	1.13
30	0.54	0.77	1.10
31	0.52	0.75	1.06
32	0.51	0.73	1.04
33	0.50	0.71	1.01
34	0.50	0.70	0.99
35	0.49	0.69	0.97
36	0.48	0.68	0.95
37	0.48	0.67	0.94
38	0.47	0.66	0.92
39	0.47	0.65	0.91
40	0.47	0.65	0.90
41	0.47	0.65	0.89

参考文献

［1］Fishel-Bartal M, Shai D, Shina A, et al. Correlation between fetal mild ventriculomegaly and biometric parameters ［J］. J Matern Fetal Neonatal Med, 2019, 32 (2): 243-247.

［2］谢幸,孔北华,段涛. 妇产科学. 9 版［M］. 北京:人民卫生出版社, 2018.

［3］Zhao D, Cai A, Wang B, et al. Presence of chromosomal abnormalities in fetuses with isolated ventriculomegaly on prenatal ultrasound in China ［J］. Mol Genet Genomic Med, 2018, 6 (6): 1015-1020.

［4］Winkler A, Tölle S, Natalucci G, et al. Prognostic features and long-term outcome in patients with isolated fetal ventriculomegaly ［J］. Fetal Diagn Ther, 2018, 44 (3): 210-220.

［5］Wang Q, Wang X. Analysis for the pregnancy outcome of cystic hygroma fetuses and correlation with increased nuchal translucency in first trimester ［J］. Zhonghua Fu Chan Ke Za Zhi, 2018, 53 (10): 665-670.

［6］Ville Y. In utero open surgery: progress or stagnation in the prenatal management of spina bifida ［J］. BJOG, 2018, 125 (10): 1287.

［7］Tiyatha S, Sirilert S, Sekararithi R, et al. Association between unexplained thickened nuchal translucency and adverse pregnancy outcomes ［J］. Arch Gynecol Obstet, 2018, 298 (1): 97-101.

［8］Thorup E, Jensen LN, Bak GS, et al. Children prenatally believed to have isolated mild ventriculomegaly ［J］. Ultrasound Obstet Gynecol, 2018.

［9］Sun Y, Zhang WY. Meta analysis of fetal lateral ventriculomegaly and prognosis ［J］. Zhonghua Fu Chan Ke Za Zhi, 2018, 53 (10): 677-682.

［10］Summers AD, Reefhuis J, Taliano J, et al. Nongenetic risk factors for holoprosencephaly: An updated review of the epidemiologic literature ［J］. Am J Med Genet C Semin Med Genet, 2018, 178 (2): 151-164.

167

［11］Stowe RC, Lyons-Warren AM, Emrick L. Clinical Reasoning: Ventriculomegaly detected on 20-week anatomic fetal ultrasound ［J］. Neurology, 2018, 91 (13): e1265-e1268.

［12］Solomon BD, Kruszka P, Muenke M. Holoprosencephaly flashcards: An updated summary for the clinician ［J］. Am J Med Genet C Semin Med Genet, 2018, 178 (2): 117-121.

［13］Soliman HA, Faure C, Berube G, et al. Prevalence and natural history of scoliosis and associated congenital vertebral anomalies in patients operated for esophageal atresia with or without tracheoesophageal fistula ［J］. J Pediatr Surg, 2018.

［14］Fox NS, Monteagudo A, Kuller JA, et al. Mild fetal ventriculomegaly: diagnosis, evaluation, and management ［J］. Am J Obstet Gynecol, 2018, 219 (1): B2-B9.

［15］Sainz JA, Gutierrez L, Garcia-Mejido J, et al. Early fetal morphological evaluation (11-13+6 weeks) accomplished exclusively by transabdominal imaging and following routine midtrimester fetal ultrasound scan recommendations. Since when can it be performed ［J］. J Matern Fetal Neonatal Med, 2018: 1-11.

［16］Roessler E, Hu P, Muenke M. Holoprosencephaly in the genomics era ［J］. Am J Med Genet C Semin Med Genet, 2018, 178 (2): 165-174.

［17］Reith W, Haussmann A. Dandy-Walker malformation ［J］. Radiologe, 2018, 58 (7): 629-635.

［18］Reith W. Malformations and anomalies of the central nervous system ［J］. Radiologe, 2018, 58 (7): 625.

［19］Ramkrishna J, Araujo Junior E, Peixoto A B, et al. Maxillo-occipital line: a sonographic marker for screening of open spina bifida in the first trimester of pregnancy ［J］. J Matern Fetal Neonatal Med, 2018: 1-7.

［20］Perlman S, Bar-Yosef O, Jacobson JM, et al. Natural history of fetal isolated ventriculomegaly: Comparison between pre- and post-natal imaging ［J］. J Matern Fetal Neonatal Med, 2018, 31 (13): 1762-1767.

［21］Peng YX, Huang LP, Li J, et al. Analysis of the prognosis of isolated ventriculomegaly and outcome of imaging follow-up [J]. Zhonghua Fu Chan Ke Za Zhi,2018,53(5):294-298.

[22] Paladini D,Donarini G,Parodi S,et al. Differential aspect of the posterior fossa at 12-13 weeks of gestation in Dandy-Walker malformation vs Blake's pouch cyst [J]. Ultrasound Obstet Gynecol, 2018.

[23] Oh KY,Gibson TJ,Pinter JD,et al. Clinical outcomes following prenatal diagnosis of asymmetric ventriculomegaly,interhemispheric cyst,and callosal dysgenesis(AVID)[J]. Prenat Diagn,2019,39(1):26-32.

[24] Morton CC,Metcalfe A,Yusuf K,et al. The Impact of Prenatal Diagnosis of Selected Central Nervous System Anomalies for Prenatal Counselling Based on Significant Pregnancy Morbidity and Neonatal Outcomes [J]. J Obstet Gynaecol Can,2019,41(2):166-173.

[25] Monaghan C,Kalafat E,Binder J,et al. Prediction of adverse pregnancy outcome in monochorionic-diamniotic twin pregnancies complicated by selective fetal growth restriction [J]. Ultrasound Obstet Gynecol, 2018.

[26] Micu R,Chicea AL,Bratu DG,et al. Ultrasound and magnetic resonance imaging in the prenatal diagnosis of open spina bifida [J]. Med Ultrason,2018,20(2):221-227.

[27] Lavongtheung A,Jedraszak G,Naepels P,et al. Should isolated fetal ventriculomegaly measured below 12 mm be viewed as a variant of the norm? Results of a 5-year experience in a prenatal referral center [J]. J Matern Fetal Neonatal Med,2018,31(17):2325-2331.

[28] Lapa PD,Acacio GL,Goncalves RT,et al. Percutaneous fetoscopic closure of large open spina bifida using a bilaminar skin substitute [J]. Ultrasound Obstet Gynecol,2018,52(4):458-466.

[29] Kruszka P,Muenke M. Syndromes associated with holoprosencephaly [J]. Am J Med Genet C Semin Med Genet,2018,178(2):229-237.

[30] Kousa YA,du Plessis AJ,Vezina G. Prenatal diagnosis of holoprosencephaly [J]. Am J Med Genet C Semin Med Genet,2018,

178(2):206-213.

[31] He M, Hu S, Hu T, et al. Correlation between fetal borderline ventriculomegaly and chromosomal abnormalities [J]. Zhonghua Fu Chan Ke Za Zhi, 2018, 53(10):660-664.

[32] Grantz KL, Hediger ML, Liu D, et al. Fetal growth standards: the NICHD fetal growth study approach in context with INTERGROWTH-21st and the World Health Organization Multicentre Growth Reference Study [J]. American Journal of Obstetrics and Gynecology, 2018, 218 (2S):S641-S655.

[33] D'Antonio F, Zafeiriou DI. Fetal ventriculomegaly: What we have and what is still missing [J]. Eur J Paediatr Neurol, 2018, 22(6):898-899.

[34] Ciobanu A, Wright A, Syngelaki A, et al. Fetal Medicine Foundation reference ranges for umbilical artery and middle cerebral artery pulsatility index and cerebroplacental ratio [J]. Ultrasound Obstet Gynecol, 2018.

[35] Carta S, Kaelin Agten A, Belcaro C, et al. Outcome of fetuses with prenatal diagnosis of isolated severe bilateral ventriculomegaly: systematic review and meta-analysis [J]. Ultrasound Obstet Gynecol, 2018, 52(2):165-173.

[36] Bergamelli S, Prefumo F, Fratelli N, et al. Management of monochorionic twin pregnancy discordant for body-stalk anomaly [J]. Ultrasound Obstet Gynecol, 2018, 51(4):556-557.

[37] Aydin E, Tanacan A, Buyukeren M, et al. Congenital central nervous system anomalies: the 10-year single center experience on a challenging issue in perinatal medicine [J]. J Turk Ger Gynecol Assoc, 2018.

[38] 孙瑜, 杨慧霞. 胎儿颈部淋巴水囊瘤的预后[J]. 中华围产医学杂志, 2017, 20(3):170-171.

[39] 李胜利, 罗国阳. 胎儿畸形产前超声诊断学. 2版[M]. 北京:科学出版社, 2017.

[40] Xu D, Liang C, Xu J W, et al. Analysis of misssed diagnosis and misdiagnosis of 1 212 cases with placental abruption [J]. Zhonghua

Fu Chan Ke Za Zhi, 2017, 52 (5): 294-300.

[41] Scala C, Familiari A, Pinas A, et al. Perinatal and long-term outcomes in fetuses diagnosed with isolated unilateral ventriculomegaly: systematic review and meta-analysis [J]. Ultrasound Obstet Gynecol, 2017, 49 (4): 450-459.

[42] Rubio EI, Blask AR, Badillo AT, et al. Prenatal magnetic resonance and ultrasonographic findings in small-bowel obstruction: imaging clues and postnatal outcomes [J]. Pediatr Radiol, 2017, 47 (4): 411-421.

[43] Rosa R, Correia E, Bastos CS, et al. Trisomy 18 and holoprosencephaly [J]. Am J Med Genet A, 2017, 173: 1985-1987.

[44] Pisapia J M, Sinha S, Zarnow D M, et al. Fetal ventriculomegaly: Diagnosis, treatment, and future directions [J]. Childs Nerv Syst, 2017, 33 (7): 1113-1123.

[45] Ping LM, Rajadurai VS, Saffari S E, et al. Meconium Peritonitis: Correlation of Antenatal Diagnosis and Postnatal Outcome-An Institutional Experience over 10 Years [J]. Fetal Diagn Ther, 2017, 42 (1): 57-62.

[46] Milks KS, Hill LM, Hosseinzadeh K. Evaluating skeletal dysplasias on prenatal ultrasound: an emphasis on predicting lethality [J]. Pediatr Radiol, 2017, 47 (2): 134-145.

[47] Meller C, Aiello H, Otano L. Sonographic detection of open spina bifida in the first trimester: review of the literature [J]. Childs Nerv Syst, 2017, 33 (7): 1101-1106.

[48] Lin YS, Yeh CC, Chang WH, et al. Perspective of Taiwan's experience in the management of meconium peritonitis [J]. Taiwan J Obstet Gynecol, 2017, 56 (5): 709-710.

[49] Gil Guevara E, Bower S, Nicolaides KH. Monochorionic diamniotic twin pregnancy with selective fetal growth restriction Type Ⅱ: sonographic and fetoscopic findings of poor prognosis [J]. Ultrasound Obstet Gynecol, 2017, 50 (2): 272-273.

[50] Geslin D, Clermidi P, Gatibelza ME, et al. What prenatal ultrasound

features are predictable of complex or vanishing gastroschisis ? A retrospective study [J]. Prenat Diagn, 2017, 37(2):168-175.

[51] Erger F, Bruchle NO, Gembruch U, et al. Prenatal ultrasound, genotype, and outcome in a large cohort of prenatally affected patients with autosomal-recessive polycystic kidney disease and other hereditary cystic kidney diseases [J]. Arch Gynecol Obstet, 2017, 295(4):897-906.

[52] Chen YN, Chen CP, Lin C J, et al. Prenatal Ultrasound Evaluation and Outcome of Pregnancy with Fetal Cystic Hygromas and Lymphangiomas [J]. J Med Ultrasound, 2017, 25(1):12-15.

[53] Andrikopoulou M, Vahanian SA, Chavez M R, et al. Improving the ultrasound detection of isolated fetal limb abnormalities [J]. J Matern Fetal Neonatal Med, 2017, 30(1):46-49.

[54] Volpe P, Contro E, Fanelli T, et al. Appearance of fetal posterior fossa at 11-14 weeks in fetuses with Dandy-Walker malformation or chromosomal anomalies [J]. Ultrasound Obstet Gynecol, 2016, 47(6):720-725.

[55] Scholl J, Chasen ST. First trimester cystic hygroma:does early detection matter [J]. Prenat Diagn, 2016, 36(5):432-436.

[56] Saccone G, Maruotti GM, Paternoster M, et al. Diagnosis of placental abruption:a legal issue for physicians [J]. J Matern Fetal Neonatal Med, 2016, 29(24):4035-4036.

[57] Perlman S, Lotan D, Dekel B, et al. Prenatal compensatory renal growth in unilateral renal agenesis [J]. Prenat Diagn, 2016, 36(11):1075-1080.

[58] Paula J, Woodward, Anne K, et al. Diagnostic Imaging:Obstetrics. 3rd ed [M]. Salt Lake City:UT:Elsevier, Inc, 2016.

[59] Panaitescu AM, Ushakov F, Kalaskar A, et al. Ultrasound Features and Management of Body Stalk Anomaly [J]. Fetal Diagn Ther, 2016, 40(4):285-290.

[60] Orlandi E, Rossi C, Perino A, et al. Prospective sonographic detection

of spina bifida at 11-14 weeks and systematic literature review [J]. J Matern Fetal Neonatal Med,2016,29(14):2363-2367.

[61] Martillotti G,Boucoiran I,Damphousse A,et al. Predicting Perinatal Outcome from Prenatal Ultrasound Characteristics in Pregnancies Complicated by Gastroschisis [J]. Fetal Diagn Ther,2016,39(4): 279-286.

[62] Manegold-Brauer G,Oseledchyk A,Floeck A,et al. Approach to the sonographic evaluation of fetal ventriculomegaly at 11 to 14 weeks gestation [J]. BMC Pregnancy Childbirth,2016,16:3.

[63] Khalil A,Rodgers M,Baschat A,et al. ISUOG Practice Guidelines: role of ultrasound in twin pregnancy [J]. Ultrasound Obstet Gynecol, 2016,47(2):247-263.

[64] Kaliaperumal C,Ndoro S,Mandiwanza T,et al. Holoprosencephaly: antenatal and postnatal diagnosis and outcome [J]. Childs Nerv Syst, 2016,32(5):801-809.

[65] Joyeux L,Engels A C,Russo FM,et al. Fetoscopic versus Open Repair for Spina Bifida Aperta:A Systematic Review of Outcomes [J]. Fetal Diagn Ther,2016,39(3):161-171.

[66] Engels AC,Joyeux L,Brantner C,et al. Sonographic detection of central nervous system defects in the first trimester of pregnancy [J]. Prenat Diagn,2016,36(3):266-273.

[67] Dera-Szymanowska A,Malinger A,Madejczyk M,et al. Recurrent fetal complex ovarian cysts with rupture followed by simple cyst in the neonatal period with no adverse sequelae [J]. J Matern Fetal Neonatal Med,2016,29(2):328-330.

[68] D'Antonio F,Khalil A,Garel C,et al. Systematic review and meta-analysis of isolated posterior fossa malformations on prenatal ultrasound imaging (part 1):nomenclature,diagnostic accuracy and associated anomalies [J]. Ultrasound Obstet Gynecol,2016,47(6):690-697.

[69] D'Antonio F,Khalil A,Garel C,et al. Systematic review and meta-analysis of isolated posterior fossa malformations on prenatal imaging

（part 2）：neurodevelopmental outcome［J］. Ultrasound Obstet Gynecol, 2016, 48(1):28-37.

[70] 中华医学会围产医学分会胎儿医学学组, 中华医学会妇产科学分会产科学组. 双胎妊娠临床处理指南(第二部分) - 双胎妊娠并发症的诊治[J]. 中国产前诊断杂志(电子版), 2015, 7(4):57-64.

[71] 中华医学会围产医学分会胎儿医学学组, 中华医学会妇产科学分会产科学组. 双胎妊娠临床处理指南(第一部分) - 双胎妊娠的孕期监护及处理[J]. 中国产前诊断杂志(电子版), 2015, 7(3):1-8.

[72] Reeder MR, Botto LD, Keppler-Noreuil KM, et al. Risk factors for Dandy-Walker malformation: a population-based assessment［J］. Am J Med Genet A, 2015, 167A(9):2009-2016.

[73] Okumura M, Francisco RP, Shultz R, et al. Complex fetal ovarian cyst ［J］. J Ultrasound Med, 2015, 34(5):925-926.

[74] McClelland SR, Ukwuoma OI, Lunos S, et al. The natural history of Dandy-Walker syndrome in the United States: A population-based analysis［J］. J Neurosci Rural Pract, 2015, 6(1):23-26.

[75] Liu M, Liu Y, Li ZH, et al. Screening for Fetal Spina Bifida Aperta by the Ultrasound and Intracranial Translucency Examinations at 11-13 (+6) Weeks of Gestation［J］. Cell Biochem Biophys, 2015, 72(2):439-441.

[76] Grande M, Jansen FA, Blumenfeld YJ, et al. Genomic microarray in fetuses with increased nuchal translucency and normal karyotype: a systematic review and meta-analysis［J］. Ultrasound Obstet Gynecol, 2015, 46(6):650-658.

[77] Euser AG, Sung JF, Reeves S. Fetal imaging prompts maternal diagnosis: autosomal dominant polycystic kidney disease［J］. J Perinatol, 2015, 35(7):537-538.

[78] Dicke JM, Piper SL, Goldfarb CA. The utility of ultrasound for the detection of fetal limb abnormalities--a 20-year single-center experience ［J］. Prenat Diagn, 2015, 35(4):348-353.

[79] Coleman BG, Langer JE, Horii SC. The diagnostic features of spina

bifida:the role of ultrasound [J]. Fetal Diagn Ther,2015,37(3):179-196.

[80] 严英榴,杨秀雄.产前超声诊断学.2版[M].北京:人民卫生出版社,2014.

[81] 郭翠霞,汪龙霞,王艳秋等.胎儿小脑蚓部上旋产前诊断及预后评估的研究现状[J].中华超声影像杂志,2014,23(12):1079-1082.

[82] Zork NM,Pierce S,Zollinger T,et al. Predicting fetal karyotype in fetuses with omphalocele:The current role of ultrasound [J]. J Neonatal Perinatal Med,2014,7(1):65-69.

[83] Vitezica I,Czernik C,Rothe K,et al. Prenatal diagnosis and management of a massive fetal ovarian hemorrhagic cyst torsion with secondary fetal anemia [J]. J Clin Ultrasound,2014,42(4):219-222.

[84] Trudell AS,Odibo AO. Diagnosis of spina bifida on ultrasound:always termination [J]. Best Pract Res Clin Obstet Gynaecol,2014,28(3):367-377.

[85] Shamshirsaz AA,Salmanian B,Ravangard SF,et al. Nuchal translucency and cardiac abnormalities in euploid singleton pregnancies [J]. J Matern Fetal Neonatal Med,2014,27(5):495-499.

[86] Robinson A J. Inferior vermian hypoplasia-preconception,misconception [J]. Ultrasound Obstet Gynecol,2014,43(2):123-136.

[87] Noel AE,Brown RN. Advances in evaluating the fetal skeleton [J]. Int J Womens Health,2014,6:489-500.

[88] Napolitano R,Dhami J,Ohuma EO,et al. Pregnancy dating by fetal crown-rump length:a systematic review of charts [J]. BJOG,2014,121(5):556-565.

[89] Koc G,Courtier JL,Kim JS,et al. Intra-abdominal inverted umblical cord in gastroschisis:a unique ultrasound finding [J]. Pediatr Radiol,2014,44(1):109-111.

[90] Iuculano A,Zoppi MA,Piras A,et al. Brain stem/brain stem occipital bone ratio and the four-line view in nuchal translucency images of fetuses with open spina bifida [J]. J Matern Fetal Neonatal Med,

2014:1-4.

[91] Fleurke-Rozema JH, Vogel TA, Voskamp BJ, et al. Impact of introduction of mid-trimester scan on pregnancy outcome of open spina bifida in The Netherlands[J]. Ultrasound Obstet Gynecol, 2014, 43(5): 553-556.

[92] Corbacioglu EA, Kalelioglu I, Keyif B, et al. Significance of septa in first trimester increased nuchal translucency thickness [J]. J Med Ultrason(2001), 2014, 41(1):51-56.

[93] ISUOG Education Committee recommendations for basic training in obstetric and gynecological ultrasound [J]. Ultrasound Obstet Gynecol, 2014, 43(1):113-116.

[94] WFUMB/ISUOG statement on the safe use of Doppler ultrasound during 11-14 week scans(or earlier in pregnancy) [J]. Ultrasound Med Biol, 2013, 39(3):373.

[95] Vasluian E, van der Sluis CK, van Essen AJ, et al. Birth prevalence for congenital limb defects in the northern Netherlands:a 30-year population-based study [J]. BMC Musculoskelet Disord, 2013, 14: 323.

[96] Salomon LJ, Alfirevic Z, Bilardo CM, et al. ISUOG practice guidelines: performance of first-trimester fetal ultrasound scan [J]. Ultrasound Obstet Gynecol, 2013, 41(1):102-113.

[97] RCOG. Green-top guideline no. 31 :the investigation and management of the small-for-gestational-age fetus [M]. London:Royal College of Obstetricians and Gynaecologists Press, 2013.

[98] McGovern M, Mulligan S, Carney O, et al. Ultrasound investigation of sacral dimples and other stigmata of spinal dysraphism [J]. Arch Dis Child, 2013, 98(10):784-786.

[99] Khalek N, Johnson MP. Management of prenatally diagnosed lung lesions [J]. Semin Pediatr Surg, 2013, 22(1):24-29.

[100] International Society of Ultrasound in O, Gynecology, Carvalho JS, et al. ISUOG Practice Guidelines (updated):sonographic screening

examination of the fetal heart〔J〕. Ultrasound Obstet Gynecol,2013,41(3):348-359.

〔101〕 Gardosi J,Madurasinghe V,Williams M,et al. Maternal and fetal risk factors for stillbirth:population based study〔J〕. BMJ,2013,346:f108.

〔102〕 Erol O,Erol MB,Isenlik BS,et al. Prenatal diagnosis of fetal ovarian cyst:case report and review of the literature〔J〕. J Turk Ger Gynecol Assoc,2013,14(2):119-122.

〔103〕 Buyukkurt S,Binokay F,Seydaoglu G,et al. Prenatal determination of the upper lesion level of spina bifida with three-dimensional ultrasound〔J〕. Fetal Diagn Ther,2013,33(1):36-40.

〔104〕 Bhide A,Acharya G,Bilardo CM,et al. ISUOG practice guidelines:use of Doppler ultrasonography in obstetrics〔J〕. Ultrasound Obstet Gynecol,2013,41(2):233-239.

〔105〕 AIUM practice guideline for the performance of obstetric ultrasound examinations〔J〕. J Ultrasound Med,2013,32(6):1083-101.

〔106〕 中国医师协会超声医师分会. 产前超声检查指南(2012)〔J〕. 中华医学超声杂志(电子版),2012,9(7):574-580.

〔107〕 刘金荣,苏珊珊,吕国荣等. 小脑蚓部畸形产前超声诊断的新进展〔J〕. 中华医学超声杂志(电子版),2012,9(2):106-109.

〔108〕 Yamasaki M,Nonaka M,Bamba Y,et al. Diagnosis,treatment,and long-term outcomes of fetal hydrocephalus〔J〕. Semin Fetal Neonatal Med,2012,17(6):330-335.

〔109〕 Matsubara S,Kuwata T,Lefor AT. "Side change" of a fetal ovarian cyst:key to diagnosis〔J〕. J Matern Fetal Neonatal Med,2012,25(10):2143.

〔110〕 Guibaud L,Larroque A,Ville D,et al. Prenatal diagnosis of 'isolated' Dandy-Walker malformation:imaging findings and prenatal counselling〔J〕. Prenat Diagn,2012,32(2):185-193.

〔111〕 Gandolfi Colleoni G,Contro E,Carletti A,et al. Prenatal diagnosis and outcome of fetal posterior fossa fluid collections〔J〕. Ultrasound

Obstet Gynecol,2012,39(6):625-631.

[112] Costa ML,Couto E,Furlan E,et al. Body stalk anomaly:adverse maternal outcomes in a series of 21 cases [J]. Prenat Diagn,2012, 32(3):264-267.

[113] Bugge M. Body stalk anomaly in Denmark during 20 years(1970-1989) [J]. Am J Med Genet A,2012,158A(7):1702-1708.

[114] Salomon LJ,Alfirevic Z,Berghella V,et al. Practice guidelines for performance of the routine mid-trimester fetal ultrasound scan [J]. Ultrasound Obstet Gynecol,2011,37(1):116-126.

[115] Jang DG,Chae H,Shin JC,et al. Prenatal diagnosis of autosomal recessive polycystic kidney disease by molecular genetic analysis [J]. J Obstet Gynaecol Res,2011,37(11):1744-1747.

[116] Slaghekke F,Kist WJ,Oepkes D,et al. Twin anemia-polycythemia sequence:diagnostic criteria,classification,perinatal management and outcome [J]. Fetal Diagn Ther,2010,27(4):181-190.

[117] Nguyen HT,Herndon CD,Cooper C,et al. The Society for Fetal Urology consensus statement on the evaluation and management of antenatal hydronephrosis [J]. J Pediatr Urol,2010,6(3):212-231.

[118] Contro E,Fratelli N,Okoye B,et al. Prenatal ultrasound in the prediction of bowel obstruction in infants with gastroschisis [J]. Ultrasound Obstet Gynecol,2010,35(6):702-707.

[119] Schramm T,Gloning KP,Minderer S,et al. Prenatal sonographic diagnosis of skeletal dysplasias [J]. Ultrasound Obstet Gynecol, 2009,34(2):160-170.

[120] Porter A,Benson CB,Hawley P,et al. Outcome of fetuses with a prenatal ultrasound diagnosis of isolated omphalocele [J]. Prenat Diagn,2009,29(7):668-673.

[121] Kawakami N,Tsuji T,Imagama S,et al. Classification of congenital scoliosis and kyphosis:a new approach to the three-dimensional classification for progressive vertebral anomalies requiring operative treatment [J]. Spine(Phila Pa 1976),2009,34(17):1756-1765.

[122] Laje P,Liechty KW. Postnatal management and outcome of prenatally diagnosed lung lesions [J]. Prenat Diagn,2008,28(7):612-618.

[123] Gomez O,Figueras F,Fernandez S,et al. Reference ranges for uterine artery mean pulsatility index at 11-41 weeks of gestation [J]. Ultrasound Obstet Gynecol,2008,32(2):128-132.

[124] Sonographic examination of the fetal central nervous system:guidelines for performing the'basic examination'and the 'fetal neurosonogram' [J]. Ultrasound Obstet Gynecol,2007,29(1):109-116.

[125] David AL,Gowda V,Turnbull C,et al. The risk of recurrence of holoprosencephaly in euploid fetuses [J]. Obstet Gynecol,2007,110 (3):658-662.

[126] Czuba B,Borowski D,Cnota W,et al. Ultrasonographic assessment of fetal nuchal translucency(NT)at 11th and 14th week of gestation-Polish multicentre study [J]. Neuro Endocrinol Lett,2007,28(2): 175-181.

[127] Liu YP,Cheng SJ,Shih SL,et al. Autosomal recessive polycystic kidney disease:appearance on fetal MRI [J]. Pediatr Radiol,2006, 36(2):169.

[128] Kessler J,Rasmussen S,Hanson M,et al. Longitudinal reference ranges for ductus venosus flow velocities and waveform indices [J]. Ultrasound Obstet Gynecol,2006,28(7):890-898.

[129] Cardiac screening examination of the fetus:guidelines for performing the 'basic' and 'extended basic' cardiac scan [J]. Ultrasound Obstet Gynecol,2006,27(1):107-113.

[130] Gyselaers WJ,Vereecken AJ,Van Herck EJ,et al. Nuchal translucency thickness measurements for fetal aneuploidy screening: Log NT-MoM or Delta-NT,performer-specific medians and ultrasound training [J]. J Med Screen,2006,13(1):4-7.

[131] Gaspar H,Michel-Calemard L,Morel Y,et al. Prenatal diagnosis of autosomal recessive polycystic kidney disease(ARPKD)without DNA from an index patient in a current pregnancy [J]. Prenat Diagn,

2006,26(4):392-393.

[132] 谢红宁.妇产科超声诊断学[M].北京:人民卫生出版社,2005.

[133] Acharya G,Wilsgaard T,Berntsen GK,et al. Reference ranges for serial measurements of umbilical artery Doppler indices in the second half of pregnancy [J]. American Journal of Obstetrics and Gynecology,2005,192(3):937-944.

[134] Quarello E,Gorincour G,Merrot T,et al. The 'daughter cyst sign':a sonographic clue to the diagnosis of fetal ovarian cyst [J]. Ultrasound Obstet Gynecol,2003,22(4):433-434.

[135] Kahler C,Humbsch K,Schneider U,et al. A case report of body stalk anomaly complicating a twin pregnancy [J]. Arch Gynecol Obstet, 2003,268(3):245-247.

[136] Daskalakis G,Pilalis A,Papadopoulos D,et al. Body stalk anomaly diagnosed in the 2nd trimester [J]. Fetal Diagn Ther,2003,18(5): 342-344.

[137] Laberge JM,Flageole H,Pugash D,et al. Outcome of the prenatally diagnosed congenital cystic adenomatoid lung malformation:a Canadian experience [J]. Fetal Diagn Ther,2001,16(3):178-186.

[138] Stoll C,Wiesel A,Queisser-Luft A,et al. Evaluation of the prenatal diagnosis of limb reduction deficiencies. EUROSCAN Study Group [J]. Prenat Diagn,2000,20(10):811-818.

[139] Forrester MB,Merz RD. Epidemiology of abdominal wall defects, Hawaii,1986-1997 [J]. Teratology,1999,60(3):117-123.

[140] Zerres K,Mucher G,Becker J,et al. Prenatal diagnosis of autosomal recessive polycystic kidney disease(ARPKD):molecular genetics, clinical experience,and fetal morphology [J]. Am J Med Genet, 1998,76(2):137-144.

[141] Wisser J,Hebisch G,Froster U,et al. Prenatal sonographic diagnosis of autosomal recessive polycystic kidney disease(ARPKD)during the early second trimester [J]. Prenat Diagn,1995,15(9):868-871.

[142] Sepulveda W,Stagiannis KD,Flack NJ,et al. Accuracy of prenatal

diagnosis of renal agenesis with color flow imaging in severe second-trimester oligohydramnios [J]. Am J Obstet Gynecol,1995,173(6): 1788-1792.

[143] Nicolaides KH,Brizot ML,Snijders RJ. Fetal nuchal translucency: ultrasound screening for fetal trisomy in the first trimester of pregnancy [J]. Br J Obstet Gynaecol,1994,101(9):782-786.

[144] Weissman A,Goldstein I. Prenatal sonographic diagnosis and clinical management of small bowel obstruction [J]. Am J Perinatol,1993, 10(3):215-216.

[145] Haines CJ,Stock A. The diagnosis of marginal placental abruption in placenta praevia using transvaginal sonography [J]. Aust N Z J Obstet Gynaecol,1992,32(2):174-176.

[146] Shenker L,Anderson C. Intrauterine diagnosis and management of fetal polycystic kidney disease [J]. Obstet Gynecol,1982,59(3): 385-389.

[147] McMaster MJ,Ohtsuka K. The natural history of congenital scoliosis. A study of two hundred and fifty-one patients [J]. J Bone Joint Surg Am,1982,64(8):1128-1147.

[148] 杨屹,殷晓鸣. 胎儿及新生儿肾积水的评估及处理[J]. 中华实用儿科临床杂志,2017,32(11):811-815.

[149] Quintero,Rubén A,Morales WJ,Allen M H,et al. Staging of Twin-Twin Transfusion Syndrome [J]. J Perinatol,1999,19(8):550-555.

[150] Papageorghiou AT,Kennedy SH,Salomon LJ,et al. International standards for early fetal size and pregnancy dating based on ultrasound measurement of crown-rump length in the first trimester of pregnancy [J]. Ultrasound Obstet Gynecol,2014,44(6):641-648.